复杂网络上的
流行病传播与社会传播

EPIDEMIC SPREADING AND SOCIAL CONTAGION
ON COMPLEX NETWORKS

王 伟/著

U0188102

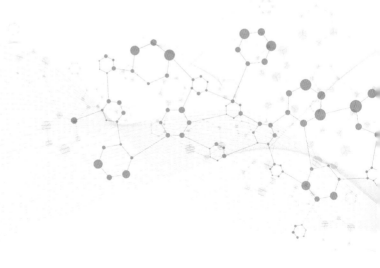

重庆大学出版社

图书在版编目（CIP）数据

复杂网络上的流行病传播与社会传播／王伟著. --
重庆:重庆大学出版社,2023.3
ISBN 978-7-5689-3765-8

Ⅰ.①复… Ⅱ.①王… Ⅲ.①流行病—流行过程—研
究 Ⅳ.①R181.12

中国版本图书馆 CIP 数据核字（2023）第 036321 号

复杂网络上的流行病传播与社会传播
FUZA WANGLUO SHANG DE LIUXINGBING CHUANBO YU
SHEHUI CHUANBO

王 伟 著
策划编辑:胡 斌

责任编辑:胡 斌 版式设计:胡 斌
责任校对:邹 忌 责任印制:张 策

*
重庆大学出版社出版发行
出版人:饶帮华
社址:重庆市沙坪坝区大学城西路 21 号
邮编:401331
电话:(023) 88617190 88617185(中小学)
传真:(023) 88617186 88617166
网址:http://www.cqup.com.cn
邮箱:fxk@ cqup.com.cn（营销中心）
全国新华书店经销
重庆俊蒲印务有限公司印刷

*
开本:890mm×1240mm 1/32 印张:6.875 字数:162 千
2023 年 3 月第 1 版 2023 年 3 月第 1 次印刷
ISBN 978-7-5689-3765-8 定价:80.00 元

在现实世界中,计算机病毒、信息、谣言、健康行为和金融风险等传播现象都可以描述为复杂网络上的传播动力学。根据研究对象的不同,传播动力学可分为三类:生物传播、社会传播和社会—生物传播。生物传播主要关注计算机病毒和传染性疾病这类简单传播动力学,社会传播主要研究行为和金融风险这类具有加强效应的复杂传播动力学,而社会—生物传播主要研究信息—疾病共演化过程。传播动力学旨在揭示真实传播现象的演化机制和规律,并建立合理的数学模型,进一步预测和控制动力学过程。本书将分三部分研究以上三类动力学过程。

本书第一部分研究复杂网络上的生物传播,系统地研究理论方法在预测传播范围和爆发阈值时的准确性。平均场类型(MFL)方法、淬火平均场(QMF)方法和动态信息传递(DMP)方法是预测爆发阈值的三类常用理论方法。对于任意网络上的生物传播,利用以上三类理论方法通常会得到不同的爆发阈值,而它们的关联性和准确性还尚未知晓。因此,通过分析 SIR 模型在无关联配置网络和 56 个真实网络上的传播,本书首先研究三类方法所预测的理论阈值之间的关联性和准确性。对于无关联配置网络,MFL 方法和 DMP 方法的理论阈值相同,并且更接近真实阈值。对于 56 个真实网络,在大多数情况下,DMP 方法的理论阈值更接近真实阈值。然而,对于大多数正关联网络、特征向量局域于 K 核的网络和高集群系数的网络,MFL方法所得的理论阈值最接近真实阈值。对于权重网络上的生物传播,准确的理论方法仍然欠缺。鉴于此,我们还拓展了一套准确的边权划分方法来研究在任意度分布和权重分布网络上的生物传播,发现度分布异质性促进疾病爆发,而权重分布异质性抑制疾病爆发。进一步地,本书提出了一个基于边权移除的疾病控制策略,发现偏好地免疫高权重边更利于控制疾病传播,尤其是对于度分布均匀且权重分布异质性强的网络。对于具有任意度分布和权重分布的网络,理论值和模拟值很吻合。研究结论不仅加深了人们对现有理论方法的认识和理解,更为发展准确的理论方法提供了新思路。

本书第二部分研究复杂网络上的社会传播。由于采纳行为时需要判断其可靠性和合法性,因此加强效应是社会传播中一个至关重要的机制。非冗余信息记忆对加强效应的影响极大,但目前仍然缺乏系统的研究。鉴于此,本书系统地研究网络结构和动力学参量对基于非冗余信息记忆社会传播的影响。首先提出了一个基于非冗余信息记忆加强效应的社会传播模型,并拓展了一套准确的边划分方法来描述该模型。通过研究传播阈值模型,我们发现行为采纳比例随信息传递率呈连续增长或非连续增长。值得注意的是,系统存在一个交叉现象:行为采纳增长形式从连续增长变为非连续增长。减小采纳阈值、增大初始感染态比例或增强度分布异质性,交叉现象就会出现。考虑到不同个体之间采纳阈值的差异性,进一步研究采纳阈值的异质性对社会传播的影响。在此,我们提出一个二元传播阈值模型,假设一些个体的采纳阈值较低(即"活跃者"),其余个体采纳阈值较高(即"顽固者")。通过边划分理论和实验模拟分析,我们发现系统存在一级相变、二级相变或混合相变,并且相变之间有两种转变。当顽固者的采纳阈值较低时,增大活跃者相对比例,相变从一级转变为二级;当顽固者的采纳阈值较高时,改变活跃者比例、减小平均度或增强度分布异质性,系统相变从混合转变为二级。由于个体受到有限资源的限制,最后我们研究接触能力对社会传播的影响,并拓展了一套异质边划分方法,发现增加接触能力促进行为传播。系统还存在一个临界度分布值:当度分布指数大于它时,若增加接触能力,行为采纳增长形式从连续变为非连续。研究结果加深了人们对社会传播的认识和理解,理论方法为准确刻画其他非马尔科夫动力学过程提供了一定的借鉴意义。

本书第三部分研究复杂网络上的社会—生物传播。在现实世界中,生物传播和社会传播往往相互影响、共同演化,揭示它们的耦合机制、利用社会传播控制生物传播,是复杂网络上社会—生物传播的两个主要研究内容。然而,目前对以上两点的研究还较少。鉴于此,通过分析信息和疾病传播的共演化真实数据,我们首次发现了它们之间存在着非对称耦合作用:疾病传播促进信息传播,信息传播抑制疾病传播。然后,提出了一个在通讯—接触耦合网络上基于简单免疫机制的信息—疾病传播模型。在模型中,假设当接触网络上的节点的耦合节点接收到了信息时,它就以一定的概率被免疫。通过异质平均场理论和实验模拟,我们发现接触网络上的疾病爆发会导致通讯网络上的信息爆发,信息扩散能够有效地增大疾病爆发阈值。此外,层间度关联会增加疾病爆发阈值。由于免疫存在风险和代价,理性的人在采取免疫措施之前,需要多方确认自身是否有被疾病感染的可能。然而,多方确认机制对社会—生物传播的影响还未曾研究。因此,我们最后提出一个基于多源信息确认机制的信息—疾病传播模型。通过理论分析和实验模拟,我们发现信息自身传播或疾病爆发都会导致信息爆发,但疾病爆发阈值不受信息扩散影响。当指定疾病传播概率时,系统存在一个最优的信息传递概率,能极大程度地抑制疾病传播,并且动力学的时间演化过程与真实数据能定性地吻合。此外,耦合网络结构不会定性地影响上述现象。研究结果为社会—生物传播建模和分析奠定了基础,更为生物传播提供了新的控制手段。

目　录

第1章 绪 论

1.1 研究背景与意义

计算机科学、生物学、社会学和经济学等领域中的众多现象都能描述成"复杂网络上的传播动力学",简称为"网络传播动力学"[1-3]。在互联网中,各种蠕虫病毒、邮件病毒和手机病毒依托庞大的互联网和 Wi-Fi 等通信方式传播,时刻威胁着电脑和手机安全[4-6],如图 1-1(a)所示。例如,"震荡波"计算机蠕虫病毒导致全球千万台计算机瘫痪,对经济发展和人们日常生活造成了巨大的危害[7,8]。在流行病学中,非典型肺炎(SARS)、猪流感(H1N1)、禽流感以及埃博拉(Ebola)等传染性疾病通过接触网络和交通运输网络传播,给人类生命安全带来了巨大的威胁[9-11],如图 1-1(b)所示。在社会学中,信息、谣言、健康行为、肥胖和新科技产品等通过社交网络传播[12-15],影响着人们的日常生活,如图 1-1(c)所示。在金融系统中,系统风险和金融危机通过贸易网络传递,最终可能导致大规模的银行瘫痪和全球性金融危机[16-19],如图 1-1(d)所示。

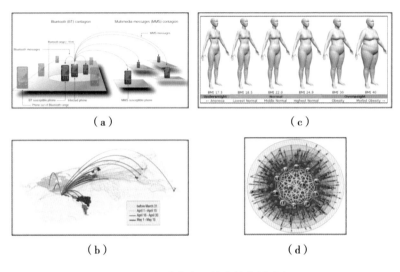

图 1-1　各种真实系统中的传播现象

（a）手机病毒传播[5]，（b）H1N1 传染病传播[11]，

（c）肥胖传播[15]，（d）金融危机传播[19]

在面对众多真实的传播现象时,人们常常希望知道它们的传播机制和规律,以及预测方法和控制手段等问题,这是复杂网络上的传播动力学研究的主要内容和目标[1]。厘清上述问题可以使人们对真实现象的演化机制、传播过程,以及稳态有更清晰和全面的认识,同时,也为预测和控制真实系统提供一些必要的理论支撑。网络传播动力学主要解决以下三个方面的问题:①如何抽象错综复杂的传播途径? ②不同的传播现象具有哪些传播机制和规律,如何构建真实合理的传播模型? ③如何预测和控制传播过程? 这三个问题密不可分、环环相扣,前者是后者的研究基础,并且难度和重要性都逐渐增加。忽略任意一个环节都无法准确地预测和控制传播动力学。在图 1-2 中展示了传播动力学三个研究问题的关系示意图。

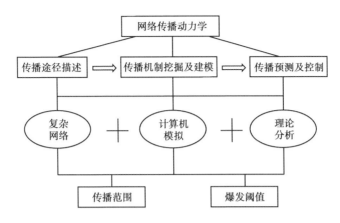

图 1-2 传播动力学研究内容、研究方法和研究指标示意图

复杂网络、计算机模拟和理论分析是研究传播动力学的三个重要工具。传播范围和爆发阈值是研究传播动力学稳态的两个关键指标,可用于定量分析传播途径和传播机制的影响,以及控制策略的效果(图 1-2)。在研究网络传播动力学时,我们应利用不同的研究工具和指标来研究不同的问题。首先,网络传播动力学的研究需要描述错综复杂的传播途径。在描述传播途径时,复杂网络是一个常用的工具[20]。利用复杂网络来描述错综复杂的传播途径,进而研究传播动力学,被称为"复杂网络上的传播动力学"[1]。复杂网络可以刻画诸如因特网、电子邮件网、面对面接触、在线社交平台和各种交易手段等传播途径。用节点描述个体,连边表示个体之间的各种关系。其次,网络传播动力学还需要分析传播机制,并建立真实合理的传播模型。对于不同的传播过程,它们的传播机制和规律也有本质性的差异[21]。例如,对于计算机病毒和传染性疾病的传播,两次连续接触导致感染的概率是相同的。然而,行为传播则恰恰相反,即再次接触的感染概率依赖于先前的接触。计算机模拟是揭示不同传播机制,并分析这些机制和网络拓扑结

构对传播动力学影响的常见方法。一方面,需要通过网络爬虫获取真实传播数据,利用网络科学理论和数据挖掘技术等手段来得到真实的传播机制;另一方面,由于病毒传播、行为传播或金融风险都会付出惨痛的代价,在得到真实传播机制并建立传播模型之后,人们只能借助计算机来模拟传播过程,并利用恰当的理论分析来定量地研究这些机制所带来的影响。最后,网络传播动力学的终极目标是准确地预测和及时有效地控制传播[1]。在网络传播动力学中,控制的含义是指如何采取免疫措施来有效地抑制疾病传播[22]。例如,通过免疫中心节点、熟人免疫、高权重边,以及通过信息传递等策略来控制疾病传播。在衡量预测和控制效果时,可以考察传播范围和爆发阈值大小。若传播范围越小、爆发阈值越大,则控制策略越有效。

借助复杂网络、计算机模拟和理论分析,本书旨在揭示生物传播、社会传播和社会—生物传播的机制与规律,进一步为预警和控制疫情、舆情提供必要的理论支撑。主要研究意义为:①有助于提出准确的理论方法来刻画不同的传播动力学过程。本书系统地研究常用理论方法的优劣性,以及在预测疾病爆发阈值时的准确性,还拓展了一套准确的边权划分理论来研究具有任意度分布和权重分布网络上的传播,为研究其他网络动力学奠定了一定的理论基础,丰富了网络科学和计算传播学的理论研究。②构建更为真实合理的传播模型。基于本书所提出和发现的一些传播机制,如社会传播中的非冗余信息记忆、信息—疾病传播过程中的非对称耦合作用,可以为构建更为真实的传播动力学提供一些思路。③对社会—生物传播的研究具有一定的现实意义。例如,在真实社会系统中,利用信息扩散来有效地控制大规模流行病传播,从而减小其对人类生命财产所带来的影响。此外,还可以利用信息传播来促进产品营销、市场推广,以及预警和控制金融风险传播。

1.2 复杂网络上传播动力学国内外研究进展

复杂网络上的传播动力学按照其研究对象可分为三大类:生物传播、社会传播和社会—生物传播[1]。这三类传播有着紧密的联系。一方面,这三类传播动力学研究难度逐渐递增,前者是后者的研究基础,后者的研究则需借鉴前者的研究方法,也是前者的拓展和应用。另一方面,这三类传播动力学方法的理论框架互有借鉴之处。例如,在研究社会传播和社会—生物传播时,可以借鉴生物传播中常用的经典理论方法。下面将分别介绍这三类传播动力学的主要研究内容和最新进展。

1.2.1 复杂网络上生物传播研究进展

复杂网络上的生物传播主要研究的是"简单"传播,即两次连续接触导致感染的概率相同。生物传播是复杂网络传播动力学最主要的研究对象之一,主要包括计算机病毒传播和传染病传播[1]。为便于描述,称生物传播所传播的是"疾病"。生物传播研究具有悠久的历史。早在 1760 年,Bernoulli 就提出了第一个天花疾病传播模型,它标志着传播动力学的诞生[23]。此后,针对不同的疾病类型,学者们提出了一些经典的仓室模型,包括易感态—感染态(SI)模型、易感态—感染态—恢复态(SIR)模型和易感态—感染态—易感态(SIS)模型等[24]。这些模型至今仍然在使用,不仅被用于描述传染性疾病,还被用于描述计算机病毒和信息扩散等。然而,20 世纪的相关工作大都忽略了接触模式和传播途径的重要性及其影响。直到复杂网络理论诞生后,学者们才真正意识到传播途径的重要性[1,25,26]。

2001 年,Pastor-Satorras 和 Vespignani 首次利用复杂网络描述传播途径,进而研究它对传播动力学的影响[26],引起了海内外学者的广泛关注,标志着复杂网络传播动力学的诞生。由于真实计算机病毒传播概率极小,他们想知道是什么原因导致计算机病毒长期存在于互联网中。通过爬虫技术,他们首先采集了从 1996 年 2 月到 2000 年 3 月共 50 个月的计算机病毒传播数据。通过数据分析发现,计算机病毒的存活概率 $P_s(t)$ 随时间呈现出指数形式,即 $P_s(t) \sim \exp(-t/\tau)$,$\tau$ 表示该病毒的特征存活时间,如图 1-3 所示。这表明计算机病毒能长期存活于互联网中。他们进一步利用复杂网络描述互联网结构,发现当幂律度分布指数小于等于 3 时,系统

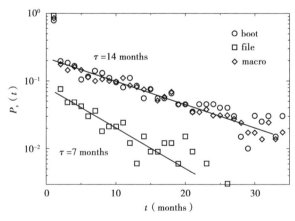

图 1-3 计算机病毒存活概率随时间的变化[26]

不存在疾病爆发阈值,即任意大小的传播概率都会导致系统中存在病毒。这在一定程度上解释了为何计算机病毒会长存于互联网中。

自此以后,众多学者利用计算机模拟[27-29]和理论分析方法[1,30],来探究传播途径(复杂网络结构)对传播范围[31,32]、爆发阈值[33-37]、传播速率[38,39]和可变性[40,41]等的影响。在研究网络结构对传播动力学的影响时,主要关注网络的宏观结构、中尺度结构和微观结构所带来的影响。在宏观层面,学者们主要研究度分布和权重分布的影响[26,42,43],发现当度分布异质性很强时,爆发阈值为零[26],但权重分布异质性增大爆发阈值[32,44,45]。在中尺度层面,学者们关注度关联、集群系数和社区结构所带来的影响[46,47],发现正关联[46]、高集群系数[48]、强社区结构[47]更容易导致疾病爆发,而负关联[46]抑制疾病爆发。在微观层面上,学者们发现大度节点更容易被感染[38],高权重边更利于疾病传递[49,50]。最近,学者们还研究了多层网络[51-53]、时序网络[54]和空间网络[55,56]结构对传播动力学的影响。

大数据时代给我们提供了更多机会来获取人类行为活动的相关数据,包括手机短信通信数据[57,58]、邮件发送数据[59]、网页访问数据[60]、网络通信数据[61]、网络搜索数据[62]、社交活动数据[63]等等。这些真实大数据让人们有更大可能挖掘出疾病传播的真实机制。通过真实数据分析,学者们发现人类行为活动具有阵发性和记忆性两个重要特性,并且发现它们对生物传播有显著影响[64,65]。阵发性体现在个体的等待时间、响应时间呈现出幂率分布形式,而非泊松分布,从而导致系统存在记忆性。Vazquez 等分析了阵发性对疾病传播的影响,发现它导致系统在很长一段时间内都存在疾病[66]。利用计算机模拟,Cui 等发现回复时间异质性在初期利于传播,而后期抑制传播[39]。基于更新过程,Jo 等发现当网络规模无穷大时,阵发性导致传播后期速度减缓[67]。此外,记忆性还体现在人类行为的空间记忆,即个体在一段时间后返回到他之前待过的地方。结构种群模型能很好地刻画空间记忆对疾病传播的影响[55,68-71](图 1-4)。用节点表示城市,连边表示城市间的交通。每个节点内有一定数量的人群,每个时刻人群会通过交通工具旅行。基于结构种群模型,学者们发现返回率对疾病传播范围有显著影响[69]。最近,Brockmann 和 Helbing 发现城市间的有效距离是导致全球流行病爆发的重要机制[72,73]。他们指出疾病蔓延到某个城市的时间,并非取决于它与初始传播源的绝对距离,而是取决于两地之间的有效距离,形成同心圆。利用这一传播特性,他们准确地识别了 2003 年 SARS 流行病和 2009 年 H1N1 的传播源,为预测和控制全球流行病传播提供了一些新思路。而在此之前,人们主要利用目标免疫策略[74,75]、熟人免疫策略[76]和基于社会传播的免疫策略[77]等方法,来控制复杂网络上的生物传播。

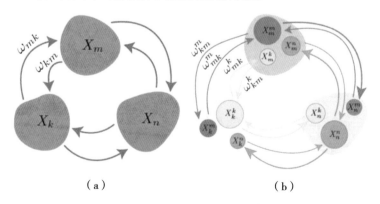

（a）　　　　　　　（b）

图 1-4　结构种群模型示意图[71]

1.2.2　复杂网络上社会传播研究进展

社会传播是复杂网络传播动力学研究的另一个重要课题,主要关注信息扩散[78]、革新采纳[13]、健康行为传播[79]和金融行为传播[80]等这类"复杂"的传播过程,即再次接触时的感染概率依赖于先前的接触,并且先前接触次数越多,感染概率越大。也就是常说的社会加强效应,这是社会传播与生物传播的差异所在。加强效应源于在真实社会传播中的行为采纳具有一定的风险性,因此个体在采纳行为之前都需要多方验证,以求最大限度地降低采纳风险[81]。为便于叙述,称社会传播所传播的是"行为"。

通过真实数据分析,学者们发现真实的肥胖[82]、吸烟[83]和情绪[84]等传播过程都存在加强效应。2010 年,Centola 做了一个真实社会传播实验[79]。他构建了一个人工结构的在线社交平台,发现高集群系数的社交网络更有利于行为传播。在个体层面,他发现行为采纳存在加强效应。Karsai 等分析了风靡全球、每月用户超过3 亿的 Skype 网络数据[85](图 1-5)。该数据记录了从 2003 年 9 月至 2011 年 3 月共 2738 天的 Skype 网络数据,包括用户注册和网络演化。为便于研究,他们仅选取有国家实名制的用户。结果发现自发地采纳 Skype 服务的概率是恒定的,而受邻居影响采纳 Skype服务存在加强效应。此外,他们还提出了一个基于个体的传播模型来模拟 Skype 服务的采纳过程,并准确地预测了采纳过程。最近,他们分析真实数据还发现个体采纳行为的加强效应具有很强的异质性[86]。

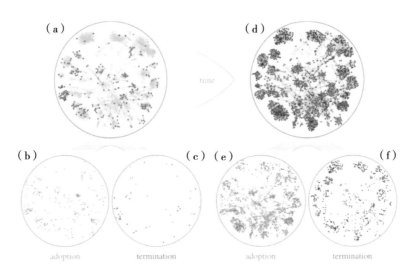

图 1-5　采纳 Skype 服务示例（瑞士地区）[85]

为描述社会传播中的加强效应,学者们已提出了一些经典的模型,包括马尔科夫社会传播模型和非马尔科夫社会传播模型[21]。在众多马尔科夫社会传播模型中,阈值模型最具代表性[87,88]。复杂网络上的阈值模型最早由 Watts 提出,他假设每个节点可处于活跃态或非活跃态,节点从非活跃态变为活跃态,当且仅当它的当前活跃邻居比例超过了某一阈值。利用渗流理论和计算机模拟,Watts 发现最终的活跃比例 $R(\infty)$ 随平均度 $\langle k \rangle$ 的变化先连续增加,再非连续减小,如图 1-6 所示。后来,学者们进一步发现,初始种子比例[89]、集群系数[90]、社区结构[91,92]、结构多重性[93-95]和时序特性[96,97]对传播范围和爆发阈值有很大影响。一些基于 Watts 阈值模型的社会传播模型也被提出[97-99]。在真实社会传播中,加强效应源于个体对行为信息的记忆[79,100],从而导致真实社会传播为非马尔科夫过程。学者们相继提出了一些非马尔科夫社会传播模型[79,80,100-104]。Dodds 和 Watts 发现,若个体收到多次信息的采纳概率是收到一次信息采纳概率两倍以上时,行为采纳比例非连续地增长[100,102]。Chung 等进一步证实了这一结论[103]。

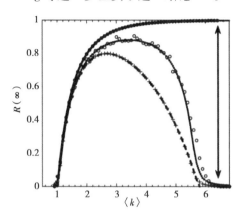

图 1-6 最终的传播范围随平均度的变化[87]

1.2.3 复杂网络上社会—生物传播研究进展

. 在真实社会中,单个传播动力学过程甚少存在,绝大多数情况都是多个传播动力学过程相互作用、共同演化[1,105]。在生物传播中,相同疾病在感染个体时可能形成交叉免疫[106-108],不同疾病之间可能存在协同传播[109]。例如,相同类型的计算机病毒都可导致同一计算机瘫痪,当计算机被一种病毒感染至瘫痪后,将无法被另一种病毒感染;在感染艾滋病病毒(HIV)之后,人的免疫力降低,导致更容易被其他疾病感染。早在 2005 年,Newman 就研究了两个疾病在同一网络上先后传播[110]。他利用渗流理论,发现先传播的疾病会增大后传播的疾病的爆发阈值。当没有被第一个疾病感染的易感态节点能形成一个极大连通子图时,第二个疾病才可能爆发。后来,他又研究了两个疾病在一个网络上同时传播的情况,并提出了"竞争渗流理论":在热力学极限下,可以视为传播速率快的疾病先传播完,然后传播速率慢的疾病在剩余网络上传播[106]。为研究两个竞争疾病在单个网络上传播,学者们还拓展了点对近似方法[108]。最近,Sanz 等考虑不同疾病传播途径的差异性,把耦合疾病传播模型拓展到了双层耦合网络上,并运用异质平均场分析了两个疾病的传播范围和爆发阈值[107]。在社会传播中,人们可获知来自 Facebook、Twitter、YouTube 等各种媒体信息。然而,个体有限精力导致这些信息传播相互竞争,最终导致只有少许信息被许多人接收[111-114]。Glesson 等发现多个社会传播导致信息流行度呈现出胖尾形式[114],并且网络结构、记忆长度对信息流行度有很大的影响[112]。

　　社会传播和生物传播往往相互作用、共同演化。最为经典的例子就是疾病的爆发会引发关于疾病信息的扩散。在疾病爆发时,人们会通过各种渠道传递关于疾病的信息。当获知关于疾病的信息时,人们会采取勤洗手、少出门等一系列简单有效的防御措施来保护自己,从而减小被疾病感染的概率[115-119]。如此一来,社会传播和生物传播便形成了非对称耦合传播动力学,这也是复杂网络传播动力学研究的一个新方向[120,121]:社会—生物传播。这也为疾病控制提供了新的思路,即利用信息扩散来控制疾病传播。Funk 等最早研究这一方向,他们提出了在单个网络上的信息—疾病传播模型[115,122]。在模型中,假设感染态个体可以传递疾病和信息给邻居。当不存在网络结构时(即均匀混合人群),他们发现疾病传播范围减小,但疾病爆发阈值不变。然而,在晶格网络上,疾病爆发阈值增加(图 1-7),这意味着利用信息扩散能很好地控制疾病传播。最近,Granell 等利用无意识态—意识态—无意识态

（UAU）模型来描述通讯网络上关于疾病的信息扩散，用 SIS 模型来刻画接触网络上的疾病传播[77]。他们假设接收到信息的个体会采取免疫措施，从而降低被疾病感染的概率；被疾病感染的个体一定知晓关于疾病的信息，从而促进信息扩散。利用离散马尔科夫链方法，他们发现疾病爆发阈值与信息扩散速率、通讯网络结构和接触网络结构密切相关，并且信息扩散增大疾病爆发阈值。他们还研究了大众媒体对信息—疾病传播动力学的影响，发现它能有效地抑制疾病传播[123]。

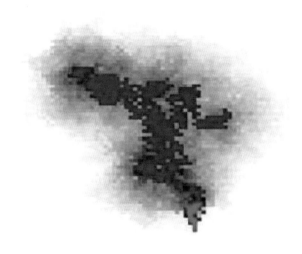

图 1-7　二维晶格网络上的信息—疾病传播演化版图[115]

1.3 本研究创新点

本书系统地研究了复杂网络传播动力学的三个热点研究课题:生物传播、社会传播和社会—生物传播,主要创新之处有以下三点。

(1)对于生物传播,本书的创新之处在于:系统地研究理论方法在预测传播范围和爆发阈值时的准确性。具体来讲,对现有经典理论方法,本书系统地研究了它们所预测的爆发阈值的准确性和关联性,并在 56 个真实网络上进行了检验;对于具有任意度分布和权重分布的网络,本书拓展了一套准确的边权划分方法,并基于边权大小提出了一个控制疾病传播的免疫策略。

(2)对于社会传播,本书的创新之处在于:首次引入基于非冗余信息记忆的社会加强效应,并拓展了一套准确的边划分方法来研究它对非马尔科夫社会传播的影响。基于理论分析和实验模拟,系统地研究了网络度分布异质性、平均度、采纳阈值大小、采纳阈值异质性和有限接触能力,对最终的行为采纳比例和增长形式的影响。这些研究揭示了真实社会传播的一些机制,还为控制其演化过程提供了必要的理论支撑。

(3)对于社会—生物传播,本书的创新之处在于:首次通过真实数据分析,发现信息传播和疾病传播共演化动力学之间存在着非对称耦合作用,并在通讯—接触耦合网络上建立了两个合理的信息—疾病传播模型,发现存在一个最优信息传递率能有效地控制疾病传播,为控制疾病传播提供了必要的理论支撑。

1.4 主要研究内容和章节安排

本书以复杂网络上的传播动力学为中心,围绕生物传播、社会传播及社会—生物传播三个主要研究点,系统地研究网络结构、传播机制及控制策略对传播动力学的影响。本书将分6章来详细地阐述以上三个研究点。

第1章简要地介绍了复杂网络上的传播动力学的研究内容和意义,还介绍了生物传播、社会传播和社会—生物传播的最新研究进展,以及本书创新点和章节安排。

第2章介绍复杂网络和网络传播动力学。对于复杂网络,主要介绍它的历史、常见刻画指标和经典模型。对于传播动力学,主要介绍经典传播模型、刻画指标、计算机模拟方法和经典理论分析方法。

第3章详细地研究了复杂网络上的生物传播。平均场类型(MFL)方法、淬火平均场(QMF)方法和动态信息传递(DMP)方法是三类常用于预测爆发阈值的方法。对于同一个网络,它们的预测值往往存在一定差异,而理论阈值之间的关联性和准确性仍然欠缺。鉴于此,第3.1节研究所预测的理论预测值之间的关联性和准确性。对于权重网络上的疾病传播,准确的理论方法仍然欠缺。因此,在第3.2节中,将首先拓展一套准确的边权划分理论方法,然后进一步提出一个基于边权大小的免疫策略来控制疾病传播。

第4章研究复杂网络上的社会传播。第4.1节提出一个基于非冗余信息记忆加强效应的社会传播模型,并且拓展一套准确的边划分方法。鉴于不同个体之间差异性的存在,在第 4.2 节中研究采纳阈值异质性对社会传播的影响。由于个体受有限资源的限制,导致个体只有有限的接触能力。第 4.3 节研究个体的有限接触能力对社会传播的影响,并拓展一套异质边划分方法来刻画这一动力学过程。

第 5 章研究社会—生物传播。在第 5.1 节中,通过分析真实信息—疾病共演化数据的时间序列,发现系统存在非对称耦合作用:疾病传播促进信息扩散,信息扩散抑制疾病传播。基于这一非对称耦合机制,第 5.2 节进一步提出一个通讯—接触双层网络上的信息—疾病共演化模型。在模型中假设存在一个简单的免疫机制:当接触网络上的易感态节点的耦合节点接收到了消息时,就以一定的概率被免疫。重点研究信息扩散和疾病传播之间的相互影响。由于免疫存在一定的风险和代价,因此理性的人都会通过各种渠道来确认自身是否有被疾病感染的风险。在第 5.3 节中,提出一个在通讯—接触网络上基于多源信息确认机制的信息—疾病传播模型,并且拓展一套异质平均场方法来研究这一动力学过程。

第 6 章总结全书的主要研究内容,并展望未来复杂网络上的传播动力学的研究方向。

第 2 章　复杂网络及传播动力学简介

本章将简单地介绍复杂网络和网络传播动力学。在第 2.1 节中,首先介绍如何定量地描述和刻画一个复杂网络,然后回顾几个经典的网络演化模型。第 2.2 节介绍经典的传播动力学模型、计算机模拟方法及理论分析方法。

2.1　复杂网络简介

复杂网络的历史与现代图论的发展密不可分。18 世纪,著名数学家欧拉为解决 Konigsberg 七桥问题创立了图论。20 世纪 70 年代,著名数学家 Erdös 和 Rényi 所提出的随机网络(ER 网络)[124],标志着现代图论的进一步发展。1998 年为解决同步现象中的一个问题,康奈尔大学的 Watts 博士和 Strogatz 教授提出了具有小世界特性的随机网络[125],即 WS 网络。值得注意的是,他们所提出的 WS 网络成功地解释了"六度分割"定理,进一步推动了图论的发展和复杂网络的兴起。1999 年,Barabási 教授和 Albert 博士提出了一个网络生成模型(BA 网络),解释了大多数真实网络呈现无标度特性的本质原因,即偏好连接[25]。BA 网络的提出标志着复杂网络的诞生,引起了海内外学者广泛关注。学者们运用复杂网络这一工具去尝试解决各个领域中的问题,包括计算机网络中的病毒传播和控制、路由策略研究[3,126-128],社会学中革新和行为传播[12-14,79],经济学中的市场营销、股票价格、全球金融危机爆发等系列问题[16-18]。在大数据时代,学者们将网络爬虫技术、数据挖掘、现代图论、时间序列分析和统计物理等手段,用于分析真实数据,进一步发现真实网络结构具有多重关系和时空特性[51,54,56,129,130],给复杂网络赋予了新的使命和挑战。

第 2.1.1 节介绍常用描述复杂网络的基本结构参量。第 2.1.2 节介绍经典复杂网络生成模型,包括 ER 网络、WS 网络、BA 网络和无标度配置网络。

2.1.1 基本结构参量

基于图论知识,复杂网络可描述为 $G = (N, \varepsilon)$。其中,N 和 ε 分别表示节点和连边所构成的集合。网络中的节点数量为集合 N 元素的个数,连边数量为集合 ε 元素的个数。运用邻接矩阵 A,就可描述复杂网络的拓扑特性。其中,元素 A_{ij} 表示节点 i 和 j 之间的连边关系。若存在连边,则 $A_{ij} = 1$;否则,$A_{ij} = 0$。

(1)度、度分布和平均度。对于指定节点 i,它的度大小为 $k_i = \sum_{j=1}^{N} A_{ij}$。节点的度越大,意味着它的邻居数量越多;反之越少。对于整个网络而言,度分布 $p(k)$ 表示度为 k 的节点在网络中所占比例。度分布可能是不同的分布形式,如泊松分布、指数分布和幂律分布等。整个网络的平均度 $\langle k \rangle = 1/N \sum_{i=1}^{N} k_i = \sum_{k=0}^{k_{max}} k p(k)$,

k_{max} 为节点的最大度。类似地,度分布的 n 阶矩为 $\langle k^n \rangle = \sum_{k=0}^{k_{max}} k^n p(k)$。利用计算机爬虫技术、数据挖掘和数理统计知识,发现大多数真实网络都是稀疏网络且度分布呈现出胖尾现象,即度分布服从幂率分布、幂率指数截断形式或广延指数分布等[20,131]。

(2)边权和权重分布。边权用于表示节点间的强度、负载、流量等[132,133]。例如,在科学家合作网络中,边权表示两个作者合作的文章数量[134,135];在通讯网络中,边权代表一对用户在一段时间内的通话时间长度[136];在脑网络中,边权可视为神经元间的记忆加强次数[137,138]。权重分布 $g(w)$ 是指网络连边的权重分布情况,即随机选择一条边权重为 w 的概率。平均边权为 $\langle w \rangle = \sum_{w=0}^{w_{max}} w g(w)$,$w_{max}$ 为最大边权。真实网络的权重分布通常呈现出胖尾形式[132,133]。

(3)度关联。度关联是用于刻画连边所连到的两个节点度大小关系,可用 Pearson 相关系数[139]描述为

$$r = \frac{\sum_{i=1}^{N} \sum_{j=1}^{n} (A_{ij} - k_i k_j/2m) k_i k_j}{\sum_{i=1}^{N} \sum_{j=1}^{n} (k_i \delta_{ij} - k_i k_i/2m) k_i k_j} \tag{2-1}$$

若 $r>0$,大度节点更倾向于连向大度节点;若 $r<0$,大度节点以更大的概率与小度节点相连;若 $r=0$,节点随机连接。在真实网络中,学者们统计发现科技网络(如万维网、因特网、交通网络等)呈现出负关联,而社会网络(如 Twitter、Facebook、电子邮件等)呈现出正关联[130,132,139]。

(4)集群系数。集群系数用于衡量节点的两个邻居存在连边的概率。换句话说,集群系数描述的是朋友的朋友也是朋友的概

率。节点 i 的集群系数是指,实际连接三角形个数 t_i 与可能存在三角形个数的比值,表达式为

$$c_i = \frac{t_i}{\binom{k_i}{2}} = \frac{2t_i}{(k_i - 1)k_i} \qquad (2\text{-}2)$$

对于整个网络而言,集群系数为

$$c = \frac{1}{N} \sum_{i=1}^{N} c_i \qquad (2\text{-}3)$$

对于真实社会网络,学者们发现集群系数 c 很大[48]。因为,社会系统中需要维持社会平衡。

(5)网络直径和平均距离。即节点 i 和节点 j 之间最短路径长度为 d_{ij}。平均距离是指任意两个节点最短路径长度的平均值。网络直径 D 是指任意两个节点最短路径的最大值。若平均距离很短,意味着网络具有小世界特性。ER 网络、WS 网络、BA 网络和真实网络都具有小世界特性。

(6)模块度。模块度是用于刻画网络的中尺度社区结构的一个重要指标,其表达式[140,141]为

$$Q = \frac{1}{2E} \sum_{ij} \left[A_{ij} - \frac{k_i k_j}{2E} \right] \delta_{c_i c_j} \qquad (2\text{-}4)$$

其中,δ 为 Kronecker 函数,c_i 和 c_j 分别表示节点 i 和 j 所属的社区。模块度 Q 越大,网络社区结构越明显;相反,社区结构越不明显。

2.1.2 经典网络模型

自复杂网络诞生至今,已有众多经典的网络模型用于构建具

有某些指定特性的网络[51,54,56,130]。本节介绍 4 个经典网络模型：ER 网络、WS 网络、BA 网络和无关联配置网络。

(1)ER 网络。ER 网络是由 Erdös 和 Rényi 两位著名数学家提出的[124]。ER 网络构造极其简单，其过程为：

(i)指定网络规模为 N；

(ii)每一对节点以概率 p 构建连边。

ER 网络的度分布为 $p(k) = \binom{N}{k} p^k (1-p)^{N-k}$。当 N 很大且 p 很小时，ER 网络的度分布为泊松分布，即 $p(k) = \dfrac{\langle k \rangle^k}{k!} e^{-\langle k \rangle}$。平均度 $\langle k \rangle = p(N-1) \approx pN$，集群系数 $c = p$。

(2)WS 网络。1998 年，Watts 博士和 Strogatz 教授提出了经典的 WS 小世界网络模型[125]。WS 网络具有两个与真实网络相吻合的重要特性：小世界和高集群系数。WS 网络生成方法如下：

(i)指定网络大小 N，平均度 $\langle k \rangle$；

(ii)生成环状网络，即每个节点与它的左右 $\langle k \rangle/2$ 个邻居相连；

(iii)断边重连，每条边首先以 p 的概率断开。值得注意的是，每条边的一个端点保持不变，另外一个端点在网络中随机选择一个节点连接。重连时不允许重边和自环的出现。

图 2-1(a)—(c)给出了不同重连概率 p 时，WS 网络示意图。当 $p = 0$ 时，网络为规则网络[图 2-1(a)]，集群系数和平均距离都较大；当 p 较大时，网络同时具有小世界和高集群系数特性[图 2-1(b)]；当 p 很大时，网络为随机网络，仅具有小世界特性[图 2-1(c)]。集群系数和平均距离随 p 的变化如图 2-1(d)所示。

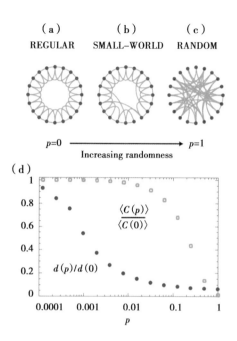

图 2-1　WS 网络演化图及其拓扑特性[142]

（3）BA 网络。BA 网络由 Barabási 教授和 Albert 博士提出，它标志着复杂网络的诞生[25]。BA 网络是一个偏好增长模型，能重现真实网络的无标度和小世界特性，其构建过程如下：

（ⅰ）初始时刻为 m_0 个节点所构成的完全图；

（ⅱ）每个时刻，添加度为 $m<m_0$ 的节点，每条边偏好连接到节点 i 的概率为 $\pi_i = k_i / \sum^j k_j$；

（ⅲ）重复第（ⅱ）步，直到网络中有 N 个节点为止。

BA 网络的度分布 $p(k) \sim k^{-3}$ 如图 2-2 所示。

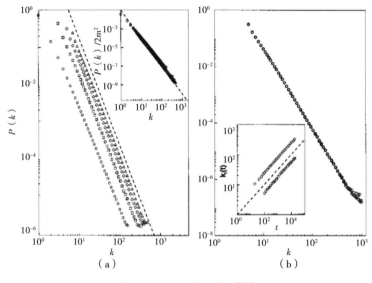

图 2-2　BA 网络度分布[130]

（4）无关联配置网络。Catanzaro 等提出了无关联配置网络[143]。利用无关联配置网络,可以生成指定任意度分布的网络。无关联配置网络生成方法如下:

（i）指定网络大小 N 和度分布形式 $p(k)$;

（ii）根据度分布给每个节点 i 赋予大小为 k_i 的度,并给节点 i 赋予与度大小相同的半桩数量;

（iii）随机选择两个半桩来构成一条连边,且不允许重边和自环的出现;

（iv）重复第（iii）步,直到网络中没有剩余半桩为止。

在热力学极限下（即 $N \to \infty$）,基于上述方法生成的网络不存在度关联。当度分布为 Dirac-Delta 函数时（即所有节点度大小都相同）,网络称为随机规则网络;当度分布为幂率形式时,网络称为无标度网络。

2.2 网络传播动力学简介

本节分 3 个小节来详细地介绍经典的传播动力学模型、计算机模拟方法,以及常用理论分析方法。

2.2.1 经典传播动力学模型

在真实社会中,计算机病毒、信息、谣言、行为传播和金融风险扩散等现象都可以描述为复杂网络上的传播动力学[1]。根据描述对象的不同,网络传播动力学可分为生物传播、社会传播和社会—生物传播。生物传播主要刻画的是一类简单传播,即节点两次连续接触导致感染的概率是相同的,包括计算机病毒传播和传染性疾病传播等。相比之下,社会传播主要描述的是一类复杂传播,即再次接触时的感染概率依赖于先前的接触,包括革新采纳、健康活动和金融行为等。社会—生物传播则主要关注信息和疾病共同演化传播过程。生物传播和社会传播已经有一些经典的模型。例如,描述生物传播的易感态—感染态(SI)模型、易感态—感染态—易感态(SIS)模型和易感态—感染态—恢复态(SIR)模型,刻画社会传播的线性阈值模型(简称为阈值模型)。图 2-3 给出了 4 个经典传播模型的示意图。

(1)易感态—感染态(SI)模型[图 2-3(a)]。SI 模型主要用于描述一些致命的疾病传播,例如艾滋病。在任意时刻,节点只能处于易感态或感染态。在 t 时刻,每个感染态节点 i 以概率 β 将疾病

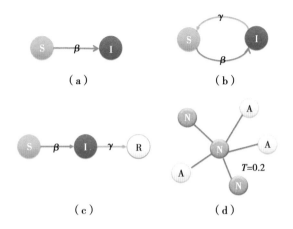

图 2-3　经典传播模型示意图

（a）SI 模型，（b）SIS 模型，（c）SIR 模型，（d）阈值模型

传递给每个易感态邻居节点。节点一旦被感染,将无法康复。

（2）易感态—感染态—易感态（SIS）模型［图 2-3（b）］。SIS 模型是一个经典的可逆传播过程,可用于描述感冒这类容易康复,但可能被再次感染的疾病。与 SI 模型类似,在每个时刻,每个节点只能处于易感态或感染态。在 t 时刻,每个感染态节点 i 以概率 β 将疾病传递给每个易感态邻居节点,并且以概率 γ 恢复成易感态。疾病有效传播概率为 $\lambda = \beta / \gamma$。

（3）易感态—感染态—恢复态（SIR）模型［图 2-3（c）］。SIR 模型是经典的非可逆传播过程,它可用于刻画麻疹、水痘等这类康复后不再被感染的疾病。在任意时刻,每个节点只能处于易感态、感染态或恢复态。在 t 时刻,每个感染态节点 i 以概率 β 将疾病传递给每个易感态邻居节点,并且以概率 γ 变为恢复态。疾病有效传播概率为 $\lambda = \beta / \gamma$。节点一旦进入恢复态,将不再参与后续传播过程。

（4）阈值模型［图 2-3（d）］。社会传播往往存在加强效应，即节点采纳某行为时，需同时考虑它的所有邻居节点状态。每个时刻，节点只能处于活跃态或非活跃态。每个非活跃态节点变为活跃态，当且仅当它的活跃邻居比例超过某一指定阈值。图 2-3（d）中的采纳阈值 $T = 0.2$。节点一旦变为活跃态，它的状态不再发生改变。

最终的传播范围和爆发阈值是研究网络传播动力学稳态时的两个重点关注问题。传播范围是指在稳态或终态时，网络中最终被感染的节点比例，它是统计物理所观察的序参量。爆发阈值是一个临界传播率，当传播率低于它时，最终传播范围为零，即系统处于非活跃态（吸收态）；否则，一定比例的节点被感染，即系统处于活跃态。从统计物理角度来看，爆发阈值为系统的相变点。图 2-4 展示了传播范围随传播率 λ 的变化。系统存在一个临界点 λ_c，当 $\lambda < \lambda_c$ 时，传播范围为零（吸收态）；否则，最终传播范围非零（活跃态）。

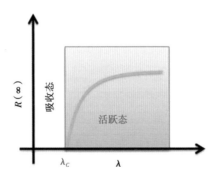

图 2-4　传播范围随传播率的变化

2.2.2　计算机模拟方法

　　计算机模拟是分析网络传播动力学的一个重要研究手段。一方面,在计算模拟过程中不需要过多的假设;另一方面,计算机模拟能描述复杂的接触形式,并且能准确刻画各种因素对传播动力学的影响。由于真实的计算机病毒传播、流行病传播和行为传播往往需要付出惨痛的代价,因此只能借助计算机模拟,来探究它们的传播过程,最终控制传播。在第 2.2.2 节中,首先介绍同步更新和异步更新两个常用更新节点状态的方法,从而得到各类节点比例随时间的变化及传播范围。然后,介绍易感性、可变性和相对波动方差三种判断疾病模拟爆发阈值的方法。

　　传播动力学的两种常见模拟方法:同步更新和异步更新[144,145]。从不同的角度看待真实现象的演化过程,可用两种不同的方法更新个体状态。从长期来看,所有个体状态都在同时更新,即同步更新;从连续时间来看,系统在每个时刻仅发生一个事件,即个体状态是异步更新。下面以 SIS 模型为例来阐述两种不同的更新方法。

　　(1)同步更新。根据上一步状态,每个节点同时更新它的当前状态。运用同步更新方法模拟 SIS 模型,其过程如下:

　　(i)初始时刻,随机选择 ρ_0 比例的种子节点(感染态),剩余节点都处于易感态。用队列 Q_1 和 Q_2 分别存放当前感染节点和新感染的节点;

　　(ii)遍历队列 Q_1 中的每个感染态节点,并以概率 β 尝试感染它的所有易感态邻居。若成功感染易感态邻居,则将其存放到队

列 Q_2 中；

（iii）遍历队列 Q_1 中的每个感染态节点，以概率 γ 恢复成易感态。若成功恢复，则从队列 Q_1 中移除；

（iv）将队列 Q_2 中的所有元素移至队列 Q_1 中，并清空队列 Q_2 中的所有元素；

（v）更新时间 $t \rightarrow t+1$，重复第（ii）步到第（iv）步，直到 $t = t_{max}$ 或者没有感染态节点为止。

同步更新的空间复杂度为 $O(N+E)$。每个时间步的时间复杂度为 $O(\langle k \rangle N)$。

（2）异步更新。异步更新最典型的方法为 Gillespie 算法[146]，广泛地运用于博弈、传播和阈值模型等。运用异步更新来模拟 SIS 传播步骤如下：

（i）初始时刻随机选择 ρ_0 比例节点处于感染态，其余节点都处于易感态。用队列 Q_1' 和 Q_2' 分别存放感染态节点和活跃边。活跃边是指易感态节点和感染态节点之间的连边；

（ii）从队列 Q_1' 和 Q_2' 中选择一个事件的发生。对于事件 i，它的发生概率为 $\prod_i = o_i / (\gamma N_A(t) + \beta N_E(t))$。其中，$o_i$ 表示事件 i 发生的概率，$N_A(t)$ 和 $N_E(t)$ 分别表示在 t 时刻，系统中活跃节点的数量和活跃边的数量；

（iii）若发生事件为恢复节点 i，则移除队列 Q_1' 中的节点 i；移除队列 Q_2' 中节点 i 所连到的活跃边；添加节点 i 现在连接的活跃边到队列 Q_2' 中。若发生事件为感染节点 i，则添加节点 i 到队列 Q_1' 中；移除队列 Q_2' 中的节点 i 所连到的活跃边；添加节点 i 现在的活跃边到队列 Q_2' 中；

（iv）更新当前系统的时间为 $t \rightarrow t+\tau$。其中，$\tau = 1/[\gamma N_A(t) +$

$\beta N_E(t)]^{[27]}$；

（v）重复第（ii）—（iv）步，直到 $t = t_{max}$ 或者没有感染态节点为止。

异步更新的空间复杂度为 $O(E)$，每个时间步的时间复杂度为 $O[(N+E)^2]$。

运用同步更新或异步更新方法，能得到稳态时最终的感染比例。从上述描述不难发现，两种更新方法存在一定的差异性，但它们之间也存在一定的联系。在每个时间步，更新 f 比例的节点。若 $f=1/N$，则为异步更新；若 $f=1.0$，则为同步更新[21]。对于 SIR 模型或其他传播动力学过程，可根据上述方法进行模拟。值得注意的是，运用同步更新和异步更新所得的传播范围有一定的差异（图 2-5），并且相对应的理论方法也有所不同[144,147]。

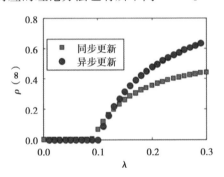

图 2-5　同步更新和异步更新模拟 SIS 模型

爆发阈值是传播动力学所关注的另一个重要问题。通常，模拟阈值也视为疾病爆发的真实阈值，可用于检验理论阈值的准确性[28,147]。因此，准确地判断模拟阈值至关重要。下面将介绍三种常用判断模拟阈值的判断方法。

（1）易感性。易感性广泛地运用于确定 SIS 传播和渗流等临

界点,其表达式[27]为

$$x = N \frac{\langle \rho^2 \rangle - \langle \rho \rangle^2}{\langle \rho \rangle} \qquad (2\text{-}5)$$

其中,ρ 表示传播范围,即序参量。在爆发阈值处,x 呈现出峰值。

(2)可变性。可变性最早运用于确定磁化系统中的临界点[148]。Shu 等利用可变性方法来确定 SIS 模型和 SIR 模型的模拟阈值,其表达式[28]为

$$\Delta = \frac{\sqrt{\langle \rho^2 \rangle - \langle \rho \rangle^2}}{\langle \rho \rangle} \qquad (2\text{-}6)$$

在临界点处,Δ 呈现出峰值。

(3)相对波动方差。相对波动方差可运用于确定 SIR 模型的模拟阈值和渗流临界点,其表达式[149]为

$$v_R = \frac{\langle \rho - \langle \rho \rangle \rangle^2}{\langle \rho \rangle^2} \qquad (2\text{-}7)$$

在临界点处,v_R 呈现出峰值。

2.2.3　理论分析方法

理论分析网络传播动力学过程受到了学者们的青睐。在运用理论方法描述复杂网络上的传播动力学时,我们会面临两个挑战。由于真实网络度分布异质性强、权重分布异质强、高集群系数、模块和社区等复杂的结构[48,131,134,150],第一个挑战就是如何描述错综复杂的接触网络,第二个挑战是如何刻画相邻节点间的动力学关联性。动力学关联性是指一个节点被两个邻居感染存在关联性[151]。现已有众多理论方法描述网络上的传播动力学,常见的有

异质平均场、淬火平均场、动态信息传递方法和渗流理论。

（1）异质平均场方法。Pastor-Satorras 和 Vespignani 最早运用异质平均场方法求解复杂网络上的传播动力学[26]。该理论方法假设度相同的节点不存在任何差异性。下面以 SIS 模型为例，介绍如何运用异质平均场求解传播范围和爆发阈值。在 t 时刻，度为 k 的节点处于感染态的概率记为 $\rho_k(t)$。系统中处于感染态的节点比例为 $\rho(t) = \sum_k p(k)\rho_k$。当 $t \to \infty$，$\rho(t)$ 即为最终的感染节点比例。在无关联网络中，易感态节点连接到一个感染态邻居的概率 $\Theta(t)$，其表达式为

$$\Theta(t) = \frac{1}{\langle k \rangle} \sum_k^{k_{max}} p(k)k\rho_k(t) \tag{2-8}$$

因此，$\rho_k(t)$ 的演化方程为

$$\frac{\mathrm{d}\rho_k(t)}{\mathrm{d}t} = -\rho_k + \lambda k[1 - \rho_k(t)]\Theta(t) \tag{2-9}$$

在等式（2-9）的右边，第一项表示在 t 时刻度为 k 的感染态节点的恢复概率，第二项表示易感态节点被邻居感染的概率。

在 $\rho_k(0) \to 0$ 附近线性展开等式（2-9），可得

$$\frac{\overrightarrow{\mathrm{d}\rho(t)}}{\mathrm{d}t} = \overrightarrow{C\rho}(t) \tag{2-10}$$

其中，$\overrightarrow{\rho}(t) = [\rho_1(t), \dots, \rho_{k_{max}}(t)]^T$。Jacobian 矩阵 $C = \{C_{k,k'}\}$，其元素为

$$C_{k,k'} = \lambda \frac{kk'P(k')}{\langle k \rangle} - \delta_{k,k'} \tag{2-11}$$

其中，$\delta_{k,k'}$ 为 Dirac-Delta 函数。在初始时刻，若 $\rho(t)$ 指数增长，则全局疾病爆发，这意味着矩阵 C 的最大特征值 $\langle k^2 \rangle / \langle k \rangle - 1$ 大于零。

因此，疾病爆发阈值为

$$\lambda_c^{HMF} = \frac{\langle k \rangle}{\langle k^2 \rangle} \tag{2-12}$$

其中，$\langle k \rangle$ 和 $\langle k^2 \rangle$ 分别表示度分布的一阶矩和二阶矩。在均匀网络（如 ER 网络）上，SIS 疾病的爆发阈值为 $\lambda_c^{HMF} = 1/(\langle k \rangle + 1)$。对于度分布为幂率分布的无标度网络 [即 $p(k) \sim k^{-\gamma_D}$]，在热力学极限下且 $\gamma_D \leqslant 3$ 时，不存在疾病爆发阈值。因为，当 $\gamma_D > 3$ 时，$\langle k^2 \rangle$ 发散。异质平均场方法的广泛运用源于两个原因：①它仅需要度分布信息来预测传播范围和爆发阈值，②它能揭示网络结构对爆发阈值的影响。学者们已将异质平均场用于描述权重[152]、度关联[153]、结构多重性对传播[154-156]的影响。

（2）淬火平均场方法。由于异质平均场不能描述网络结构的所有信息，学者们利用邻接矩阵 A 来刻画接触网络所有特性。其他利用邻接矩阵的方法可归类为淬火平均场方法，例如离散马尔科夫链方法[157]和 N 缠绕方法[158,159]。在 t 时刻，易感态节点 i 被邻居感染的概率为 $\lambda \sum_{j-1}^{N} A_{ij} \rho_j(t)$。其中，$\rho_j(t) = 1 - s_j(t)$ 表示在 t 时刻节点 j 处于感染态的概率。不难得出 $\rho_i(t)$ 的演化方程为

$$\frac{\mathrm{d}\rho_i(t)}{\mathrm{d}t} = -\rho_i(t) + \lambda [1 - \rho_i] \sum_{j=1}^{N} A_{ij} \rho_i(t) \tag{2-13}$$

等式（2-13）右边的第一项表示在 t 时刻节点 i 恢复的概率，第二项表示节点 i 在 t 时刻被感染的概率。在 t 时刻，处于感染态节点的比例为 $\rho(t) = 1/N \sum_{i=1}^{N} \rho_i(t)$。初始时刻，只有少许节点处于感染态（即 $\rho_i(0) \rightarrow 0$），对等式（2-13）在 $\rho_i(t) \rightarrow 0$ 处线性展开，写成矩阵形式为

$$\frac{\mathrm{d}\vec{\rho}(t)}{\mathrm{d}t} = -\vec{\rho}(t) + \lambda_A \vec{\rho}(t). \tag{2-14}$$

其中,$\rho_i(t)$是向量$\vec{\rho}(t) = (\rho_i(t),\dots,\rho_N(t))^T$的第$i$个元素。利用与得到等式(2-12)类似的方法,疾病爆发阈值为

$$\lambda_c^{QMF} = \frac{1}{\Lambda_A} \tag{2-15}$$

其中,Λ_A是矩阵A的最大特征值。利用淬火平均场得到的疾病爆发阈值仅依赖网络结构。在无关联的无标度网络中,当γ_D时,$\lambda_c^{QMF} \propto \langle k \rangle / \langle k^2 \rangle$,与等式(2-12)相同;当$\gamma_D > 2.5$时,$\lambda_c^{QMF} \propto 1/\sqrt{k_{max}}$,意味着在热力学极限下不存在爆发阈值[160],与异质平均场所预测的值恰恰相反。有学者在文献[33,37,161]中讨论了异质平均场和淬火平均场所预测的理论阈值的差异性。

Goltsev 等[162]定义了参与反比率(IPR),用于量化特征值Λ_A所对应的特征向量的局域性。特征值Λ_A的参与反比率定义为$v(\Lambda_A) = \sum_{i=1}^{N} f_i(\Lambda_A)^4$。其中,$f_i(\Lambda_A)$为$\Lambda_A$对应的特征向量$\vec{f}(\Lambda_A)$的第$i$个元素。若$\vec{f}(\Lambda_A)$为非局域特征向量,$v(\Lambda_A) \propto O(0)$;若$v(\Lambda_A) \propto O(1)$,$\vec{f}(\Lambda_A)$为局域特征向量。Goltsev 等[162]指出:当$\gamma_D < 2.5$时,$\vec{f}(\Lambda_A)$为非局域特征向量,意味着当$\lambda > \lambda_c^{QMF}$时就有一定比例的节点被疾病感染;当$\gamma_D > 2.5$时,$\vec{f}(\Lambda_A)$为局域特征向量,意味着$\lambda > \lambda_c^{QMF}$时仅有中心节点和它的邻居被感染,由于波动性疾病最终缓慢消亡。因此,这种局域态并不能构成真正的活跃态,真实阈值更接近等式(2-12)。更多相关讨论见第3.1节。

Pastor-Satorras 和 Castellano[161]指出Λ_A的特征向量$\vec{f}(\Lambda_A)$具

有不同的局域特性:当 $\gamma_D > 2.5$ 时,$\vec{f}(\wedge_A)$ 局域于中心节点;当 $\gamma_D < 2.5$ 时,局域于 K 核值[163]高的节点。为了进一步理解淬火平均场失效的原因,需要理解 $\vec{f}(\wedge_A)$ 的物理意义,即特征向量中心性[20]。每个节点的特征向量中心性正比于它邻居特征向量中心性之和。中心节点具有高特征向量中心性,从而导致它们的邻居也具有高特征向量中心性。然而,这些中心节点的特征向量中心性又取决于它的邻居,导致中心节点的特征向量中心性被高估。类似地,可知易感态节点被感染的概率被高估了。根据等式(2-13),$\rho_i(t)$ 随 $\rho_j(t)$ 增长,$\rho_j(t)$ 随 $\rho_i(t)$ 增长。因此,同一条边来回地传递疾病导致"回音室(echo chamber)"现象,最终使得感染态节点比例被高估[164]。

(3)动态信息传递方法。为了弥补淬火平均场方法的不足,同时又保留它的优点,即考虑网络的淬火结构,学者们发展了动态信息传递方法。Karrer 和 Newman 首次利用动态信息传递方法来求解复杂网络上的 SIR 模型[165]。最近,Shrestha 等拓展后用于求解 SIS 模型[166]。在动态信息传递方法中,假设处于"空穴"态的节点不能传递信息给邻居,但允许邻居将信息传递给它。这消除了等式(2-13)所导致的"回音室"现象,并且考虑了一些动力学关联性。Karrer 和 Newman 发现,动态信息传递方法能准确描述树形网络上的传播动力学[165]。基于动态信息传递方法,$\rho_i(t)$ 的演化方程为

$$\frac{\mathrm{d}\rho_i(t)}{\mathrm{d}t} = -\rho_i(t) + \lambda[1 - \rho_i(t)]\sum_{j=1}^{N} A_{ij}\theta_{j \to i}(t) \quad (2\text{-}16)$$

其中,$\theta_{j \to i}(t)$ 表示在 t 时刻,节点 j 被除 i 之外的其他邻居感染的概率。等式(2-16)右边的第一项表示节点 i 恢复的概率,第二项表示被邻居感染的概率。若节点 j 从感染态恢复,$\theta_{j \to i}(t)$ 将减小。若节

点 j 被除 i 之外的其他邻居感染, $\theta_{j \to i}(t)$ 将增加,其概率为 $\lambda\big[1 - \rho_j(t)\big] \sum_{l \in N(j) \setminus i} \theta_{l \to l}(t)$ 。其中, N_j 表示节点 j 的邻居集合。考虑上述两个因素, $\theta_{j \to i}(t)$ 可写为

$$\frac{\mathrm{d}\theta_{j \to i}(t)}{\mathrm{d}t} = -\theta_{j \to i}(t) + \lambda\big[1 - \rho_j(t)\big] \sum_{l \in N(j) \setminus i} \theta_{l \to l}(t) \quad (2\text{-}17)$$

根据等式(2-16)和等式(2-17),可得每个节点的状态演化方程。系统需要 $2E+N$ 个微分方程才能来描述。初始时刻, $\theta_{j \to i}(0) \to 0$ 。在 $\theta_{j \to i}(0) = 0$ 处线性化等式(2-17),可得

$$\frac{\mathrm{d}\vec{\theta}(t)}{\mathrm{d}t} = B\vec{\theta}(t) - \vec{\theta}(t) \quad (2\text{-}18)$$

其中, B 为非回溯矩阵[167]。 $\theta_{j \to i}(t)$ 为向量 $\vec{\theta}(t)$ 的元素。矩阵 B 的元素为

$$B_{j \to i, l \to h} = \delta_{jh}(1 - \delta_{il}) \quad (2\text{-}19)$$

其中, δ_{il} 为 Dirac-Delta 函数。 $B_{j \to i, l \to h}$ 的物理意义为:当 $i \neq l$,连边 $l \to h$ 可以影响连边 $j \to i$ 。与得到等式(2-12)的方法类似,可得疾病爆发阈值 λ_c^{DMP} ,其表达式为

$$\lambda_c^{DMP} = \frac{1}{\bigwedge_B} \quad (2\text{-}20)$$

其中, $\bigwedge_B$ 为矩阵 B 的最大特征值。

动态信息传递方法广泛地运用于传播动力学[165,167]、渗流[168-170]和级联失效[171-173]。动态信息传递方法广泛运用源于:①它用非回溯矩阵来描述网络结构,②它假设"空穴"态节点不能将信息传递给邻居,从而能描述部分动力学关联性。大量的实验模拟表示,动态信息传递方法能比较准确地描述 SIS 和 SIR 模型[30]。

然而,动态信息传递方法有两个缺陷:①方程复杂度高,②只有在树形网络上是精确的。为了弥补第一个缺陷,可以假设每条边没有传递信息给邻居的概率相同。因此,易感态节点连接到一个感染态邻居的概率为

$$\Theta(t) = \frac{1}{2E} \sum_{j \to i} \theta_{j \to i}(t) \tag{2-21}$$

若节点按照度大小分类,等式(2-21)可写为

$$\Theta(t) = \frac{1}{\langle k \rangle} \sum_k (k-1) p(k) \rho_k(t) \tag{2-22}$$

将等式(2-22)代入等式(2-9),Barthélemy 等发现,在无标度网络上,疾病传播呈现出层次性。此时,疾病爆发阈值 λ_c^{SDMP},其表达式为

$$\lambda_c^{SDMP} = \frac{\langle k \rangle}{\langle k \rangle^2 - \langle k \rangle} \tag{2-23}$$

为了弥补动态信息传递方法的第二个缺陷,需要减少有限环导致的"回音室"效应。Radicchi 和 Castellano 拓展了一套更为准确的动态信息传递方法,他们消除了三角形所导致的冗余感染,使得理论方法能更准确地描述真实网络[164]。对于真实网络中的度关联、模体和社区等复杂的网络拓扑结构,需要进一步发展准确的理论方法。

(4)边渗流理论。由于 SIS 是可逆传播过程,而 SIR 是非可逆传播过程,这导致理论求解 SIR 模型有一些特殊的理论方法。其中,边渗流理论是运用最为广泛的方法[31,174,175]。SIR 模型的传播范围可映射为求解边渗流理论中极大连通子图大小。假设感染态节点以概率 λ 将疾病传递给邻居,并在 τ 步后变为恢复态。那么,一条边的有效传递率为 ϕ,即感染态节点在恢复前将疾病传递给易

感态邻居的概率。若疾病传播随时间连续演化,可得

$$\phi = 1 - \lim_{\Delta t \to 0} (1 - \lambda \Delta t)^{\tau / \Delta t} = 1 - e^{-\tau \lambda} \tag{2-24}$$

有效传递率 ϕ 可映射成边渗流中的边占有概率。对于树形网络结,图大小 g,其值为

$$g = 1 - G_0(u) \tag{2-25}$$

其中,$G_0(u) = \sum_k p(k) u^k$ 为度分布 $p(k)$ 的生成函数,u 表示随机选择一条边没有连向极大连通子图的概率。为了求解 u,需考虑两种不同情况:①边没有被占有,其概率为 $1-\phi$,②被占有的边没有连到极大连通子图,其概率为 $\phi G_1(u)$。其中,$G_1(u) = \sum_k p(k) u^{k-1} / \langle k \rangle$ 为剩余度分布 $Q(k) = P(k+1)(k+1)/\langle k \rangle$ 的生成函数。联立上述两个方面,可得

$$u = 1 - \phi + \phi G_1(u) \tag{2-26}$$

数值求解等式(2-25)和等式(2-26),可得极大连通子图大小,即 SIR 疾病传播范围。若流行病爆发,等式(2-26)存在一个非平凡根 $u<1$。若没有流行病爆发,等式(2-26)仅有平凡根 $u=1$。当等式(2-26)的左右两端在 $u=1$ 处相切时,可得临界传播率 ϕ_c,即

$$\phi_c = \frac{\langle k \rangle}{\langle k^2 \rangle - \langle k \rangle} \tag{2-27}$$

联立等式(2-24),疾病爆发阈值 λ_c^{BP},其值为

$$\lambda_c^{BP} = \frac{1}{\tau} \ln \frac{\langle k^2 \rangle - \langle k \rangle}{\langle k^2 \rangle - 2\langle k \rangle} \tag{2-28}$$

　　基于边渗流理论,很容易得到疾病传播范围和爆发阈值。经典的边渗流理论仅适合于无限大小的树形网络[176,177]。为了克服经典边渗流理论的不足,Noël 等发展了针对有限无关联树形网络的边渗流理论[178]。Marder 发展了边渗流理论来得到 SIR 传播模

型的演化过程[179]。最近,学者们拓展了渗流理论来研究集群系数[180]、度关联[181]、社区结构[182]和关系多重性[183]对 SIR 疾病传播的影响。最近,Newman 将边渗流理论拓展后用于分析共演化动力学[106,110],发现两种疾病共存的临界条件。Parshani 等将边渗流理论用于求解 SIS 传播模型[36]。

2.3　本章小结

　　本章主要介绍了复杂网络和传播动力学的一些基本概念、常用模型和分析方法。具体地讲,首先介绍了复杂网络的常用统计参量,以及 ER 网络、WS 网络、BA 网络和无关联生成网络 4 个网络模型。然后,介绍传播动力学的相关概念,主要包括生物传播和社会传播的经典模型,计算机模拟方法和常用理论分析方法。本章为后续探讨复杂网络上的社会—生物传播提供了一些基本概念知识。

第3章　复杂网络上的生物传播研究

在研究复杂网络上的生物传播时,疾病传播是最经典的研究对象,引起了来自计算机、数学、物理和生物等领域专家和学者的广泛关注。错综复杂的网络结构对疾病传播范围和爆发阈值有很大影响,但现有理论方法难以准确地描述任意网络上的传播动力学过程。鉴于此,本章将研究理论方法在不同网络结构下预测传播范围和爆发阈值时的准确性。具体来讲,第3.1节中将研究三类常用的理论方法所预测的疾病爆发阈值之间的关联性和准确性,包括平均场类型(MFL)方法、淬火平均场(QMF)方法和动态信息传递(DMP)方法。第3.2节中将拓展一套准确的理论方法,来研究具有任意度分布和权重分布网络上的疾病传播。

3.1　复杂网络上 SIR 疾病爆发阈值的预测研究

众多真实社会现象可描述为复杂网络上的传播动力学,近十年来引起了学者们的广泛关注[1,2]。这些实例包括接触网络上的流行病传播[184],无线网络上的恶意病毒传播[185],以及邮件网络中的电脑病毒传播[186]等。网络结构对传播动力学的影响很大,使得难以准确理解传播动力学。现有传播动力学研究可分为两个方面:理论研究(如非平衡临界现象[187,188])和实际应用研究(如提出有效的免疫策略[32,76])。其中,爆发阈值的研究是网络传播动力学的一个重要课题,具有重要的理论意义和现实意义。在理论方面,准确地判断爆发阈值,不仅给出了全局大规模疾病出现的临界条件[188],还对研究临界现象有重要的影响[187],包括确定临界指数[189]和 Griffiths 现象[190]。在实际应用方面,疾病爆发阈值可以刻画一个免疫策略的有效性[76],有助于识别最优初始传播源[163]。

已有大量的理论研究来预测 SIR 疾病爆发阈值[1]。根据对网络结构信息的使用,这些熟知的理论方法可以分为以下三类。第一类是平均场类型(MFL)方法,这类方法只利用度分布来描述网络结构,包括异质平均场理论[26,188]、渗流理论[31]、边划分方法[32,191,192]和点对近似方法[119,193]。第二类是淬火平均场(QMF)方法,这类方法利用邻接矩阵来描述网络结构,包括离散马尔科夫链[157]和 N 缠绕方法[194]。第三类是动态信息传递(DMP)方法,这类方法利用非回溯矩阵来描述网络结构[165]。这三类方法已用于揭示网络的宏观特性(如度分布[188]和权重分布[32])、中尺度特性(如度关联[153]和社区结构[180])和微观特性(如节点度[27]和边权[32])对传播所带来的影响。例如,当度分布异质性很强且网络规模趋于无穷时,不存在疾病爆发阈值[153,188]。

通常情况下,在理论方法中假设:①网络规模很大且稀疏[31,188,191],②相邻节点之间不存在动力学关联性[188],③相同类型的节点或连边没有差异性[32,188]。这三类理论方法往往只适用于某一类特殊网络结构,如无关联网络、高集群系数网络或社区网络。对于任意一个网络,这三类方法通常会给出不同的理论预测值。为了能揭示这三类方法预测得到的理论阈值之间的关系,以及哪个方法更接近真实阈值,第 3.1 节将系统地研究 SIR 疾病在无关联配置网络和 56 个真实网络上的情况。在无关联配置网络上,MFL 方法和 DMP 方法所预测的理论阈值相同,都大于 QMF 方法所预测的理论阈值。然而,在真实网络上,这三类方法所预测的理论阈值之间的关系还未知。在 56 个真实网络中,DMP 方法在大多数情况下更接近真实阈值,因为它考虑了所有网络结构信息和部分动力学关联性。由于邻接矩阵最大特征值的局域性,所以 QMF 方法很容易偏离真实阈值。对于特征向量局域于 K 核的网络、正关联网络和集群系数高的网络,MFL 方法更接近真实阈值,尽管它只使用了度分布来描述网络结构。对于特征向量局域于中心节点的网络、负关联网络和集群系数低的网络,DMP 方法在大多数情况下更接近真实阈值。这三类方法的准确性随模块度的变化并没有明显的规律,但在大多数情况下 DMP 方法最接近真实阈值。

3.1.1　理论爆发阈值

平均场类型(MFL)方法、淬火平均场(QMF)方法和动态信息传递(DMP)方法是预测疾病爆发阈值的三类常用理论方法。第 3.1.1 节将厘清这三类方法所预测的理论爆发阈值之间的关系。

平均场类型(MFL)方法包括异质平均场理论、渗流理论、边划分方法和点对近似方法。MFL 方法仅运用度分布来预测疾病爆发阈值,它还假设:①同类节点之间不存在差异性,②相邻节点状态相互独立,③网络无穷大。MFL 方法预测的疾病爆发阈值为

$$\lambda_c^{MFL} = \frac{\langle k \rangle}{\langle k^2 \rangle - \langle k \rangle} \tag{3-1}$$

其中,$\langle k \rangle$ 和 $\langle k^2 \rangle$ 分别表示度分布的一阶矩和二阶矩。尽管 λ_c^{MFL} 能很好地预测无关联网络上的疾病爆发阈值,但真实网络往往具有错综复杂的结构,导致它无法准确预测其上的疾病爆发阈值[27,34]。

与 MFL 方法不同,淬火平均场(QMF)方法利用邻接矩阵 A 更加准确地描述了网络结构。离散马尔科夫链方法[157]、N 缠绕方法[194],以及其他利用邻接矩阵来描述网络结构的方法都可归类为 QMF 方法。然而,QMF 仍然无法刻画相邻节点间的动力学关联性。利用 QMF 方法预测的疾病爆发阈值为 $\lambda_c^{QMF} = 1/\wedge_A$ [见等式(2-15)]。其中,$\wedge_A$ 是邻接矩阵的最大特征值[194]

$$\wedge_A = max_{\vec{v}} \left(\frac{\vec{v}^T A \vec{v}}{\vec{v}^T \vec{v}} \right) \tag{3-2}$$

其中,$\vec{v}$ 是一个列向量。值得注意的是利用等式(2-15)预测得到的疾病爆发阈值是 SIS 模型的真实阈值的一个下界[194]。由于 SIR 模型的爆发阈值大于 SIS 模型的爆发阈值,因此 λ_c^{QMF} 也是 SIR 疾病传播的一个下界[36]。

动态信息传递(DMP)方法最先用于求解有限网络上的 SIR 疾病传播,最近被拓展于求解 SIS 疾病传播[165,195,196]。DMP 方法利用非回溯矩阵描述网络结构信息,以及相邻节点之间的部分动力学关联性。利用 DMP 方法所预测的疾病爆发阈值为 $\lambda_c^{DMP} = 1/\wedge_B$ [见等式(2-20)]。其中,非回溯矩阵的最大特征值[167,168,197,198]为

$$\Lambda_B = max_{\vec{\omega}} \left(\frac{\vec{\omega}^T B \vec{\omega}}{\vec{\omega}^T \vec{\omega}} \right) \tag{3-3}$$

非回溯矩阵为

$$B = \begin{pmatrix} A & 1-D \\ 1 & 0 \end{pmatrix} \tag{3-4}$$

其中，1 表示一个 $N{\times}N$ 的单位矩阵，D 是一个对角元为节点度的对角矩阵，0 是一个 $N{\times}N$ 的空矩阵。从等式（3-1），（2-15）和（2-20）不难发现 SIR 疾病爆发阈值与边渗流模型的阈值相同[198]。由于 SIR 疾病传播模型是一个动态演化过程，复杂的网络结构与动力学关联性相互作用，使得疾病真实爆发阈值与边渗流模型的阈值有所不同[176,177]。因此，哪类方法能准确地预测疾病爆发阈值尤为重要。

当给定网络结构时，三类方法所得的预测值往往不同，但是仍然存在一定的关联性。比如，λ_c^{QMF} 小于 $\langle k \rangle / \langle k^2 \rangle$ [163]。为了厘清三个理论阈值之间的关系，假设 κ 是非回溯矩阵 M 的一个特征值，$\omega = (\vec{\omega_1}, \vec{\omega_2})^T$ 是与之相对应的特征向量。其中，$\vec{\omega_1}$ 和 $\vec{\omega_2}$ 分别表示 ω 的前 N 个元素和后 N 个元素。利用等式（3-4），可写成

$$\begin{cases} \vec{\omega_1}A + (1-D)\vec{\omega_2} = \kappa \vec{\omega_1} \\ \vec{\omega_1} = \kappa \vec{\omega_2} \end{cases} \tag{3-5}$$

在等式（3-5）的第一行左边乘以向量 $\vec{u} = (1, \ldots, 1)$，并联立等式（3-5）的第二行，可得

$$\kappa = \frac{\vec{d}^T \vec{\omega_1}}{\vec{u}\, \vec{\omega_1}} - 1 \tag{3-6}$$

其中，$\vec{d} = (d_1, \ldots, d_N^T)$，$d_i$ 表示节点 i 的度。对于无关联网络，节点非回溯矩阵的中心性与它的度呈正相关[167]，即 $\omega_{1_i} \sim d_i$。此时，λ_c^{DMP} 与 λ_c^{MFL} 的值相同。

下面分析邻接矩阵和非回溯矩阵的最大特征值之间的关系。

将等式(3-5)中的第二个等式代入第一个等式中,可得

$$\kappa A \overrightarrow{\omega_2} + (1-D) \overrightarrow{\omega_2} = \kappa^2 \overrightarrow{\omega_2} \qquad (3-7)$$

在等式(3-7)的左右两端同时乘以 $\overrightarrow{\omega_2}^T$,再除以 $\overrightarrow{\omega_2}^T \overrightarrow{\omega_2}$,可得

$$\frac{\kappa \overrightarrow{\omega_2}^T A \overrightarrow{\omega_2}}{\overrightarrow{\omega_2}^T \overrightarrow{\omega_2}} + \frac{\overrightarrow{\omega_2}^T (1-D) \overrightarrow{\omega_2}}{\overrightarrow{\omega_2}^T \overrightarrow{\omega_2}} = \kappa^2 \qquad (3-8)$$

利用矩阵理论[199],可知矩阵 χ 的特征值 ε 和与其相对应的特征向量 $\overrightarrow{h}$ 满足 $\varepsilon = \dfrac{\overrightarrow{h}^T \chi \overrightarrow{h}}{\overrightarrow{h}^T \overrightarrow{h}}$,假设 ξ_1 和 ξ_2 分别是矩阵 A 和矩阵 $1-D$ 的特征值,即有 $\xi_1 = \dfrac{\overrightarrow{\omega_2}^T A \overrightarrow{\omega_2}}{\overrightarrow{\omega_2}^T \overrightarrow{\omega_2}}$ 和 $\xi_2 = \dfrac{\overrightarrow{\omega_2}^T (1-D) \overrightarrow{\omega_2}}{\overrightarrow{\omega_2}^T \overrightarrow{\omega_2}}$。因此,等式(3-8)可写成

$$\kappa^2 = \kappa \xi_1 + \xi_2 \qquad (3-9)$$

由于 $1-D$ 的最小特征值为 $1-k_{max}$,因此

$$\kappa^2 \leqslant \kappa \xi_1 + 1 - k_{max} \qquad (3-10)$$

从而

$$\kappa + \frac{k_{max} - 1}{\kappa} \leqslant \xi_1 \qquad (3-11)$$

值得注意的是,κ 和 ξ_1 分别是矩阵 B 和 A 的特征值,有

$$\lambda_c^{DMP} \geqslant \lambda_c^{QMF} \qquad (3-12)$$

与文献[35]类似,并联立等式(3-12),可得 λ_c^{DMP} 是树形网络上的疾病爆发真实阈值 λ_c 的一个下界。然而,真实网络具有高集群系数,导致它们并非树形结构。因此,λ_c^{DMP} 可能大于 λ_c。

大多数真实网络度分布具有很强的异质性,比如度分布服从幂率形式 $p(k) \sim k^{-\gamma_D}$,γ_D 表示度分布指数。在无关联无标度网络中,当 $\gamma_D < 3$ 时,$\langle k^2 \rangle$ 发散,故 λ_c^{MFL} 趋近于零;当 $\gamma_D > 3$ 时,λ_c^{MFL} 大于

零,即存在疾病爆发阈值。利用 QMF 方法,疾病爆发阈值 λ_c^{QMF} 由最大度 k_{max} 决定。当 $\gamma_D>2.5$,$\lambda_c^{QMF} \propto 1/\sqrt{k_{max}}$;当 $\gamma_D<2.5$ 时,$\lambda_c^{QMF} \propto \langle k \rangle/\langle k^2 \rangle^{[160]}$,不难得出 $\lambda_c^{QMF}<\lambda_c^{MFL}$。对于无关联网络,$\lambda_c^{DMP}=\langle k \rangle/(\langle k^2 \rangle-\langle k \rangle)$,这与 λ_c^{MFL} 相同。从等式(3-12)中发现 λ_c^{DMP} 总是大于 λ_c^{QMF}。遗憾的是,在真实网络上,三种理论方法所得的疾病爆发阈值之间的关系还未知。

3.1.2　实验模拟验证

一个非常直观的理解是,若理论方法能准确地刻画网络结构信息,它便能准确地预测疾病爆发阈值。基于这一理解可推测 DMP 方法比 QMF 方法好,QMF 方法比 MFL 方法好。下面通过预测 SIR 疾病在无关联配置网络和 56 个真实网络上的理论爆发阈值,来验证三类理论方法的准确性。用第 2.2.2 节中的相对波动方差来确定疾病爆发的真实阈值。

为了能细致地理解三类方法的准确性,根据邻接矩阵最大特征值所对应的特征向量局域性把网络分为两类[1]:①特征向量局域于中心节点的网络(LHNs),即邻接矩阵的最大特征值 Λ_A 更接近于 $\sqrt{k_{max}}$,其对应的特征向量分量局域于少许中心节点;②特征向量局域于 K 核的网络(LKNs),即邻接矩阵的最大特征值更接近于 $\langle k^2 \rangle/\langle k \rangle$,其对应的特征向量分量局域于少数具有高 K 核值的节点。

图 3-1 系统地展示了在无关联配置网络上的 SIR 疾病传播的爆发阈值。假设网络大小为 N,度分布服从幂率形式 $p(k) \sim k^{-\gamma_D}$,

γ_D 表示度分布指数。为了使网络不存在度关联,令最小度 $k_{min} = 3$,最大度 $k_{max} \sim \sqrt{N}$。不失一般性,在模拟过程中令 $\gamma = 1.0$。图 3-1(a) 和(b)分别给出了在度分布指数为 $\nu_D = 2.1$ 和 $\nu_D = 2.5$ 时,理论阈值 $\lambda_c^{MFL}, \lambda_c^{QMF}, \lambda_c^{DMP}$ 和模拟阈值随网络大小 N 的变化。图 3-1(c) 和(d)分别给出了在 $\nu_D = 2.1$ 和 $\nu_D = 3.5$ 时,λ_c 与 λ_c^{MFL}、λ_c^{QMF} 和 λ_c^{DMP} 的绝对误差随 N 的变化。对于方法 $u \in \{MFL, QMF, DMP\}$,其预测的理论阈值与真实阈值的绝对误差为 $\Delta(\lambda_c^u) = |\lambda_c^u - \lambda_c|$。

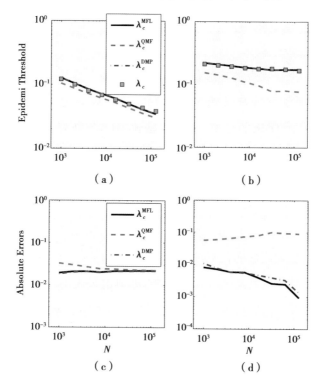

图 3-1　预测无关联配置网络上的疾病爆发阈值

根据文献[161]的定义,度指数为 $\gamma_D = 2.1$ 的网络属于 LKNs 类型,度指数为 $\gamma_D = 3.5$ 的网络属于 LHNs 类型。从图 3-1 中发现,相比于 QMF 方法所得的理论阈值,MFL 方法和 DMP 方法所得的理论阈值更接近真实阈值。当 $\gamma_D = 2.1$ 时,MFL 方法和 DMP 方法所预测的理论阈值与真实阈值之间的绝对误差都很小,并且绝对误差随 N 减小。当 $\gamma_D = 3.5$ 时,QMF 方法的绝对误差随 N 的变化稳定到一个有限大小的值。需要注意的是,QMF 方法预测疾病爆发阈值的准确性违背了直观认识,即它的准确性甚至比 MFL 方法还差。

下面讨论 λ_c^{MFL},λ_c^{QMF} 和 λ_c^{DMP} 在 56 个真实网络上准确性。真实网络包括社会网络、应用网络、基础设施网络、计算机网络和蛋白质网络。为了简便,本节将有向网络抽象为无向网络,把权重网络抽象为无权网络。真实网络的信息见表 3-1 和表 3-2。

图 3-2(a)展示了 λ_c^{MFL}、λ_c^{QMF} 和 λ_c^{DMP} 预测疾病在 56 个真实网络上的爆发阈值。图中的每个形状表示理论阈值和对应的真实阈值。图 3-2(b)展示了在预测 56 个真实网络的爆发阈值时,三种理论阈值最接近 λ_c 的比例 f。由于 DMP 方法考虑了网络结构的所有信息和部分动力学关联性,因此 λ_c^{DMP} 有 40% 的概率接近 λ_c。仅使用度分布刻画网络结构的 MFL 方法有 36% 的概率接近 λ_c,而 QMF 却只有 25% 的概率接于 λ_c。总的来说,λ_c^{DMP} 在多数情况下接近 λ_c。

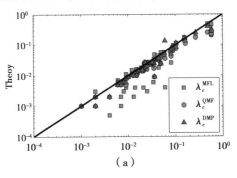

（a）

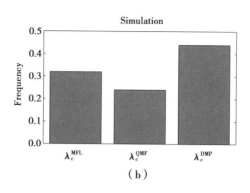

（b）

图 3-2　在 56 个真实网络上三类理论方法预测疾病的爆发阈值

　　MFL 方法所得的预测值 λ_c^{MFL} 容易偏离真实阈值，是因为它忽略了许多网络结构信息。QMF 方法的准确性违背直观认识，是因为最大特征值所对应的特征向量为局域特征向量，如图 3-3（a）所示。图 3-3 展示了邻接矩阵和非回溯矩阵的参与反比率（IPR）[162,168] 对理论预测准确性的影响。图 3-3（a）和（b）分别展示了相对误差和绝对误差随参与反比率（IPR）的变化。图 3-3（b）的插入图展示了平均相对误差随 IPR 的变化。方法 $u \in \{MFL, QMF, DMP\}$ 的相对误差计算公式为 $\Delta'(\lambda_c^u) = |\lambda_c - \lambda_c^u| / \lambda_c$。从图 3-3 中发现，理论阈值和真实阈值之间的绝对误差和相对误差都随 IPR 增加。因为 IPR 越大，最大特征值所对应的特征向量的分量越容易局域于中心节点或 K 核值大的节点[161]，导致 QMF 方法和 DMP 方法越容易偏离真实阈值。

表 3-1　56 个真实网络常用统计特性

网络名称	N	E	k_{max}	$\langle k \rangle$	$\langle k^2 \rangle$	r	c	Q
Amazon（TWEB）	403364	2443311	2752	12.115	370.15	−0.018	0.166	0.74
Jazz musicians	198	2742	100	27.697	1070.2	0.02	0.52	0.439
Adolescent health	2539	10455	27	8.236	86.414	0.251	0.142	0.597

网络名称	N	E	k_{max}	$\langle k \rangle$	$\langle k^2 \rangle$	r	c	Q
Physicians	117	465	26	7.949	79.162	−0.084	0.175	0.372
Route views	6474	12572	1458	3.884	640.08	−0.182	0.01	0.612
CAIDA	26475	53381	2628	4.033	1130.1	−0.195	0.007	0.639
Gnutella	62561	147878	95	4.728	54.86	−0.093	0.004	0.502
U. Rovirai Virgili	1133	5451	71	9.622	179.82	0.078	0.166	0.511
EU institution	224832	339925	7636	3.024	1716.5	−0.189	0.004	0.729
WordNet	145145	656230	1008	9.042	503.2	−0.063	0.096	0.704
King James	1707	9059	364	10.614	441.85	−0.052	0.162	0.461
David Copperfield	112	425	49	7.589	104.54	−0.129	0.157	0.295
Google.com internal	15763	148585	11401	18.852	16998	−0.122	0.013	0.48
Notre Dame	325729	1090108	10721	6.693	1878.7	−0.053	0.088	0.927
Stanford	255265	1941926	38625	15.215	30898	−0.116	0.009	0.892
Little Rock Lake	183	2434	105	26.601	1140.9	−0.267	0.332	0.345
Florida ecosystem dry	128	2106	110	32.906	1332.7	−0.104	0.314	0.146
Florida ecosystem wet	128	2075	110	32.422	1300.3	−0.112	0.312	0.137
Dolphins	62	159	12	5.129	34.903	−0.044	0.309	0.495
Pretty Good Privacy	10680	24316	205	4.554	85.976	0.238	0.378	0.847
Linux	30817	213208	9338	13.837	11798	−0.175	0.003	0.427
arXiv astro-ph	17903	196972	504	22.004	1445.8	0.201	0.318	0.493
arXiv hep-ph	28045	3148414	4909	224.53	149810	0.033	0.28	0.408
arXiv hep-th	22721	2444642	8718	215.19	188080	−0.034	0.269	0.328
DBLP co-authorship	317080	1049866	343	6.622	144.01	0.267	0.306	0.734
Advogato	5042	39227	803	15.56	1284	−0.096	0.092	0.337
Google+	23613	39182	2761	3.319	1251.7	−0.389	0.004	0.725
Twitter（ICWSM）	465017	833540	677	3.585	812.11	−0.878	0.0006	0.665
Twitter lists	22322	31823	238	2.851	112.05	−0.49	0.022	0.868
Facebook（NIPS）	2888	2981	769	2.0644	528.13	−0.668	0.0004	0.809

续表

网络名称	N	E	k_{max}	$\langle k \rangle$	$\langle k^2 \rangle$	r	c	Q
Gowalla	196591	950327	14730	9.668	2964	-0.029	0.023	0.621
Epinions	75877	405739	3044	10.695	1966.5	-0.041	0.066	0.386
Hamsterster friendships	1788	12476	272	13.955	635.61	-0.089	0.09	0.396
Youtube friendship	1134890	2987624	28754	5.265	2603.7	-0.037	0.006	0.632
Hamsterster full	2000	16098	273	16.098	704.71	0.023	0.23	0.45
Youtube links	1134885	2987468	28747	5.265	2601.1	-0.037	0.006	0.657
Facebook Friendships	63392	816831	1098	25.771	2268.9	0.177	0.148	0.506
Brightkite	56739	212945	1134	7.506	480.61	0.01	0.111	0.591
Caenorhabditis elegans	453	2025	237	8.9404	358.49	-0.226	0.124	0.401
Reactome	5973	145778	855	48.812	6995.1	0.241	0.606	0.719
Human protein (Figeys)	2217	6418	314	5.79	324.93	-0.332	0.008	0.472
Human protein (Stelzl)	1615	3106	95	3.846	65.648	-0.202	0.006	0.601
PDZBase	161	209	21	2.596	15.255	-0.466	0.003	0.755
Human protein (Vidal)	2783	6007	129	4.317	68.103	-0.137	0.035	0.615
California	1957027	2760388	12	2.821	8.9412	0.121	0.06	0.991
Euroroad	1039	1305	10	2.512	7.7536	0.09	0.035	0.862
Texas	1351137	1879201	12	2.782	8.75	0.127	0.06	0.99
Pennsylvania	1087562	1541514	9	2.835	9.07	0.122	0.059	0.988
Air traffic control	1226	2408	34	3.928	28.899	-0.015	0.064	0.686
OpenFlights	2905	15645	242	10.771	601.45	0.049	0.255	0.581
arXiv hep-ph	34401	420784	846	24.463	1553.4	-0.006	0.146	0.553
arXiv hep-th	27400	352021	2468	25.695	2733.8	-0.03	0.12	0.523
CiteSeer	365154	1721981	1739	9.432	456.97	-0.063	0.05	0.664
Cora citation	23166	89157	377	7.697	182.3	-0.055	0.117	0.683
DBLP	12495	49563	709	7.933	347.28	-0.046	0.062	0.538
Flickr	105722	2316668	5425	43.826	15304	0.247	0.402	0.634

注：56个真实网络常用统计特性，包括网络大小 N，边数 E，最小度 k_{min}，最大度 k_{max}，平均度 $\langle k \rangle$，度分布二阶矩 $\langle k^2 \rangle$，度关联 r，集群系数 c 和模块度 Q。

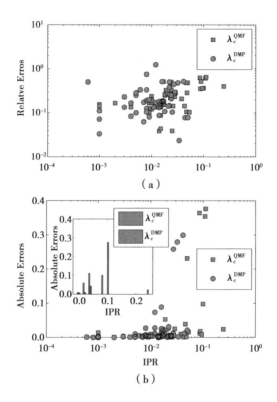

图 3-3　参与反比率(IPR)对理论预测准确性的影响

现有研究表明网络具有不同类型的特征向量局域性[161]。因此,真实网络可分为特征向量局域于中心节点的网络(LHNs)和特征向量局域于 K 核的网络(LKNs)。根据临界矩阵的最大特征值所对应的特征向量局域类型,在这 56 个真实网络中有 19 个 LHNs 类型的网络和 37 个 LKNs 类型的网络。图 3-4(d)展示了 LHNs 类型网络邻接矩阵的最大特征值 Λ_A 更接近 $\sqrt{k_{max}}$(方块),LKNs 类型网络的 Λ_A 更接近 $\langle k^2 \rangle / \langle k \rangle$(圆圈)。图 3-4 验证了三种理论方法预测真实网络疾病爆发阈值的准确性。图 3-4(a)和(b)分别展示了在 LHNs 类型的网络和 LKNs 类型的网络上,理论阈值 λ_c^{MFL},λ_c^{QMF} 和 λ_c^{DMP} 随模拟阈值 λ_c 的变化。图 3-4(c)给出了在 LHNs 类型的网络和 LKNs 类型的网络上,λ_c^{MFL}、λ_c^{QMF} 和 λ_c^{DMP} 更接近于 λ_c 的比例。对于 LHNs 类型网络,DMP 方法更容易接近真实阈值,MFL 方法最容易偏离真实阈值,这与直观认识一致,如图 3-4(a)和(c)所示。恰恰相反,在 LKNs 类型网络中,MFL 方法比 DMP 方法更接近于真实阈值,如图 3-4(b)和(c)所示。

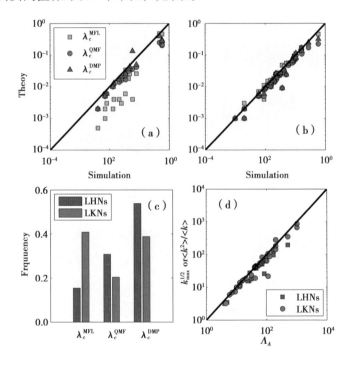

图 3-4　真实网络上三类理论方法预测疾病爆发阈值的准确性

下面分析网络结构对理论预测准确性的影响,包括度关联 r、集群系数 c 和模块度 Q 的影响。为了衡量指定方法的准确性,计算在区间 $(x-\Delta x/2, x+\Delta x/2)$ 内的平均相对误差。其中, $x \in \{r, c, Q\}$,令 $\Delta x = 0.1$。图 3-5 展示了度关联对不同理论阈值的相对误差的影响。图 3-5(a),(c) 和 (e) 分别给出了理论阈值和模拟阈值的相对误差 $\Delta(\lambda_c^u)$ 随度关联 r 的变化。图 3-5(b),(d) 和 (f) 分别给出了理论阈值和模拟阈值的平均相对误差 $\Delta(\lambda_c^u)$ 随度关联 r 的变化。图 3-5 的每一列分别表示 56 个真实网络、LHNs 类型网络和 LKNs 类型网络上的结果。

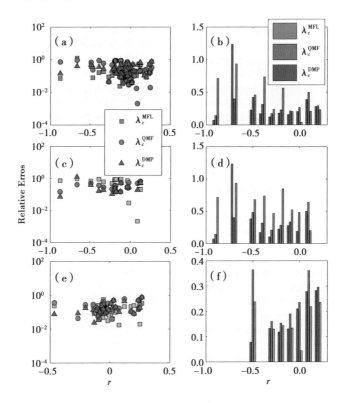

图 3-5　度关联对三类方法相对误差的影响

从图 3-5(a)和(b)中发现,DMP 方法在绝大多数情况下相对误差最低。当 $r<0$ 时,DMP 方法最容易接近真实阈值,MFL 方法最容易偏离真实阈值。当 $r>0$ 时,MFL 方法最容易接近真实阈值,QMF 方法最容易偏离真实阈值。对于 LHNs 类型网络,现象与 3-5(a)和(b)类似。对于 LKNs 类型网络,现象却有所不同。当 $r<0$ 时,DMP 方法最接近真实阈值;当 $r>0$ 时,MFL 方法最接近真实阈值,QMF 最容易偏离真实阈值。这一现象表明用 MFL 方法来预测度关联为正的网络的爆发阈值更准确,其余情况用 DMP 方法更好。

利用与图 3-5 类似的分析方法,图 3-6 研究集群系数 c 对理论阈值准确性的影响。图 3-6(a),(c)和(e)分别给出了理论阈值和模拟阈值的相对误差 $\Delta(\lambda_c^u)$ 随 c 的变化。图 3-6(b),(d)和(f)分别给出理论阈值和模拟阈值的平均相对误差 $\Delta'(\lambda_c^u)$ 随 c 的变化。图 3-6 中的每一列分别表示 56 个真实网络、LHNs 类型网络和 LKNs 类型网络上的结果。从图 3-6(a)和(b)中发现:当 $c<0.1$ 时,DMP 方法相对误差最低,而 MFL 方法相对误差最大;当 $c>0.1$ 时,MFL 方法的相对误差最低,QMF 相对误差最大。因此,当 $c<0.1$ 时,用 DMP 方法能更准确地预测疾病爆发阈值;当 $c>0.1$ 时,用 MFL 方法能很准确地预测疾病爆发阈值。对于 LHNs 类型网络,现象与 3-6(a)和(b)类似[图 3-6(c)和(d)]。图 3-6(e)和(f)研究了三类方法对 LKNs 类型网络上阈值的准确性。当 c 较小时,DMP 方法最接近真实阈值;当 c 较大时,MFL 方法最接近真实阈值。

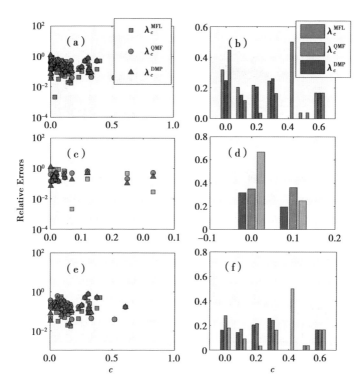

图 3-6　集群系数对三类方法相对误差的影响

在图 3-7 中研究了模块度 Q 对三类方法准确性的影响。图 3-7（a），（c）和（e）分别给出了理论阈值和模拟阈值的相对误差 $\Delta(\lambda_c^u)$ 随 Q 的变化。图 3-7（b），（d）和（f）分别给出了理论阈值和模拟阈值的平均相对误差 $\Delta'(\lambda_c^u)$ 随 Q 的变化。图 3-7 中的每一列分别表示 56 个真实网络、LHNs 类型网络和 LKNs 类型网络上的结果。总体来说，三类方法的相对误差随 Q 增大。对于 LHNs 类型网络和 LKNs 类型网络，三类方法的准确性没有明显的规律，在大多数情况下 DMP 方法最容易接近真实阈值。

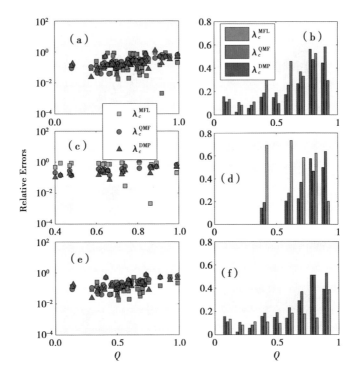

图 3-7　模块度对三类方法相对误差的影响

3.2　权重网络上的疾病传播研究

在大多数真实网络中,边权用来表示节点间的强度、负载、流量等[132,133]。例如,在科学家合作网络中,边权表示两个作者合作的文章数量[134,135];在通讯网络中,边权代表用户在一段时间内的通话时间[136];在脑网络中,边权可视为神经元间的记忆加强次数[137,138]。

大量实证研究表明,真实网络的度分布和权重分布均具有很强的异质性,其分布形式服从对数正态或幂率形式[130]。网络结构的异质性对其上的动力学有显著影响[187,200],尤其是对疾病传播[54,55,118,201]。许多学者发现强异质度分布可以减小疾病爆发阈值[26,33]:对于度分布为 $p(k) \sim k^{-\gamma_D}$,若度分布指数 $\gamma_D < 3$,则在热力学极限下不存在疾病爆发阈值。在权重网络上,学者们发现权重分布异质性会明显改变疾病传播范围和爆发阈值[43-45,182,202-204]。例如,Zhou 等发现增强权重分布异质性不仅可减缓疾病传播速率,还可以抑制疾病传播范围[43,202]。

针对异质网络结构,学者们提出了一些经典的免疫策略。度分布异质网络的有效免疫策略包括目标免疫策略[74,75]、熟人免疫策略[76]和基于社会传播的免疫策略[77]等。对于权重网络,Deijfen[203]提出了一个改进后的熟人免疫策略:随机选择一些节点,偏好免疫这些节点邻居中高权重边。他发现这一策略比经典的熟人免疫策略更有效。此外,偏好免疫高强度的节点也是一个有效的免疫策略[204]。

权重网络上的疾病传播大都采用异质平均场[45,50]、渗流理论[203]或者点对近似[44,204]这些理论方法。异质平均场假设度相同的节点没有任何差异[26,188,205],它只能定性地描述淬火网络结构对传播的影响[45,50]。与之类似,当网络结构异质性很强时,相邻节点状态的动力学关联性很强,利用渗流理论所得到的理论值也会明显地偏离模拟值[203]。由于点对近似方法能描述部分动力学关联性,因此它能得到一个更准确的理论值[44,204]。然而,点对近似方法需要 $E \propto O(k_{max}^2 \omega_{max}^2)$ 个方程来描述动力学。其中,k_{max} 和 ω_{max} 分别表示节点的最大度和边的最高权重。因此,对于具有强异质性的网络结构，k_{max} 和 ω_{max} 都很大，求解大量的非线性微分方程需要大量的时间，从而限制了点对近似方法的广泛运用。Yang 等发展了一套基于边的平均场方法，用于研究均匀度分布网络上的权重分布异质性对传播的影响[43]。由于真实网络的度分布和权重分布都有很强的异质性，所以他们的方法并不适用于真实网络。因此，拓展一套理论方法来准确地分析具有任意度分布和权重分布网络上的疾病传播尤为重要。

基于拓展的边权划分方法，第 3.2 节将研究具有任意度分布和权重分布网络上的疾病传播。理论研究发现疾病传播范围和爆发阈值都与度分布和权重分布密切相关，且与模拟值很好地对应。增加权重分布异质性可以抑制疾病传播。增加度分布异质性的影响分为两种情况：当单位传播概率较小时，促进传播；当单位传播概率较大时，抑制传播。该节还进一步提出了一个基于边权大小的疾病免疫策略。理论分析和实验模拟都表明：偏好免疫高权重边更有利于控制疾病传播，对于权重分布异质性很强且度分布很均匀的网络，疾病爆发阈值附近免疫效果更明显。

3.2.1 疾病传播模型

假设网络规模为 N，度分布和权重分布分别为 $p(k)$ 和 $g(\omega)$。为了简便，还假设度分布和权重分布是无关联的，即边权大小与节点的度大小无关。首先，按照第 2.1.2 节中的无关联配置网络模型生成方法来构建无权网络。然后，根据权重分布 $g(\omega)$ 给每条边赋予一个权重。根据上述方法构建的权重网络在热力学极限下不存在度关联和度—权重关联。

用权重易感态—感染态—恢复态(SIR)疾病传播模型来描述权重网络上的传播过程。每个时刻,节点只能处于易感态(S)、感染态(I)和恢复态(R)中的一种状态。初始时刻,随机选择几个节点处于感染态,其余节点都处于易感态。在每个时间步,每个感染态节点首先尝试将疾病传递给它的所有易感态邻居。其中,感染态节点将疾病传递给它的易感态邻居的概率为 $\lambda(\omega) = 1 - (1-\beta)^{\omega}$,$\omega$ 为两节点之间连边的边权大小,β 为单位传播概率,即 $\omega = 1$ 时的疾病传播概率。很显然,ω 越大,$\lambda(\omega)$ 越大。在当前时间步,每个感染态节点以概率 γ 变为恢复态。不失一般性,假设 $\gamma = 1.0$。一旦感染态节点变为恢复态,它将不再参与后续传播过程。当网络中不再有感染态节点时,疾病传播过程结束。

3.2.2　边权划分理论分析

疾病爆发阈值和传播范围是网络传播动力学重点关注的两个问题。本节将拓展一套基于边权划分的方法,用于研究疾病在具有任意度分布和权重分布网络上的传播,并预测其爆发阈值和传播范围。记 $S(t)$、$I(t)$ 和 $R(t)$ 分别表示易感态节点、感染态节点和恢复态节点在 t 时刻的比例。

经典异质平均场理论把节点按照度分类,并假设度相同的节点没有差异[188,205]。然而,权重分布异质性导致经典异质平均场理论难以刻画权重网络上的疾病传播[50]。为更加准确地刻画权重网络上的疾病传播,受到文献[191,206-209]的启发,拓展一套基于边权划分的方法。

令 $\theta_{\omega}(t)$ 表示截止 t 时刻,节点 v 没有通过权重为 ω 的边将疾

病传递给节点 u 的概率。ω 表示这两个节点间的边权大小。初始时刻只有少许节点处于感染态,这意味着 $\theta_\omega(t) \approx 1$。节点 u 没有被它的一个邻居感染的概率为

$$\theta(t) = \sum_\omega g(\omega) \theta_\omega(t) \tag{3-13}$$

在 t 时刻,若节点 u 没有被任意邻居感染,则它仍然处于易感态。假设节点 u 的度为 k,那么它在 t 时刻处于易感态的概率为 $\theta(t)^k$。因此,在 t 时刻网络中处于易感态节点的比例为

$$S(t) = \sum_{k=0} p(k) \theta(t)^k = G_0(\theta(t)) \tag{3-14}$$

其中,$G_0(x) = \sum_k p(k) x^k$ 表示度分布的生成函数。

由于节点 u 的每个邻居可能处于易感态、感染态或恢复态,因此,$\theta_\omega(t)$ 可写成

$$\theta_\omega(t) = \xi_\omega^S(t) + \xi_\omega^I(t) + \xi_\omega^R(t) \tag{3-15}$$

其中,$\xi_\omega^S(t)$、$\xi_\omega^I(t)$ 和 $\xi_\omega^R(t)$ 分别表示邻居处于易感态、感染态和恢复态,并且截止 t 时刻还没有通过权重为 ω 的边将疾病传递给节点 u 的概率。下面求解 $\xi_\omega^S(t)$、$\xi_\omega^I(t)$ 和 $\xi_\omega^R(t)$。

若节点 u 的邻居处于易感态,则该邻居无法将疾病传递给节点 u。在无关联网络上,节点 u 连接到一个度为 k 的邻居的概率为 $kp(k)/\langle k \rangle$。其中,$\langle k \rangle$ 表示网络平均度[210]。在平均场思想下,该邻居处于易感态的概率为 $\xi_\omega^S(t) = \sum_k p(k) \theta(t)^{k-1}/\langle k \rangle$。利用度分布的生成函数 $G_0(x)$,可得

$$\xi_\omega^S(t) = \frac{G_0'(\theta(t))}{G_0'(1)} \tag{3-16}$$

根据第 3.2.1 节的模型介绍可知 $\xi_\omega^R(t)$ 的增长需满足以下两个条件:①感染态节点没有通过权重为 ω 的边将疾病传递给节点 u,

其概率为 $1-\lambda(\omega)$；②感染节点恢复，其概率为 $\gamma=1.0$。因此，ξ_ω^R (t) 的演化方程为

$$\frac{\mathrm{d}\xi_\omega^R(t)}{\mathrm{d}t}=(1-\lambda(\omega))\xi_\omega^I(t) \tag{3-17}$$

由于感染态节点会通过权重为 ω 的边传递疾病，则 $\theta_\omega(t)$ 变为 $1-\theta_\omega(t)$ 的比例为 $\lambda(\omega)\xi_\omega^I(t)$。进一步可得知

$$\frac{\mathrm{d}\theta_\omega(t)}{\mathrm{d}t}=-\lambda(\omega)\xi_\omega^I(t) \tag{3-18}$$

和

$$\frac{\mathrm{d}(1-\theta_\omega(t))}{\mathrm{d}t}=\lambda(\omega)\xi_\omega^I(t) \tag{3-19}$$

联立等式(3-17)和等式(3-19)，可得

$$\xi_\omega^R(t)=\frac{(1-\theta_\omega(t))(1-\lambda(\omega))}{\lambda(\omega)} \tag{3-20}$$

将等式(3-16)和等式(3-20)代入到等式(3-15)中可得如下关系

$$\xi_\omega^I(t)=\theta_\omega(t)-\frac{G_0'(\theta(t))}{G_0'(1)}-(1-\theta_\omega(t))\frac{1-\lambda(\omega)}{\lambda(\omega)} \tag{3-21}$$

将等式(3-21)代入等式(3-18)中，可得

$$\frac{\mathrm{d}\theta_\omega(t)}{\mathrm{d}t}=\lambda(\omega)\frac{G_0'(\theta(t))}{G_0'(1)}+1-\lambda(\omega)-\theta_\omega(t) \tag{3-22}$$

根据等式(3-22)，可以求解 $\theta_\omega(t)$。将 $\theta_\omega(t)$ 代入到等式(3-13)和等式(3-14)中，每类节点的比例演化方程为

$$\frac{\mathrm{d}R(t)}{\mathrm{d}t}=I(t) \tag{3-23}$$

$$S(t)=G_0(\theta(t)) \tag{3-24}$$

$$I(t)=1-R(t)-S(t) \tag{3-25}$$

从等式(3-22)—(3-25),不难发现基于边权划分的方法仅需要$E \propto O(\omega_{max})$个方程,就能描述具有任意度分布和权重分布网络上的疾病传播。当$t \to \infty$时,$d\theta_\omega/dt = 0$,进一步可得到边权为ω的边一直没有传递疾病的概率为

$$\theta_\omega(\infty) = \lambda(\omega)\frac{G_0'(\theta(\infty))}{G_0'(1)} + 1 - \lambda(\omega) \qquad (3-26)$$

将$\theta_\omega(\infty)$代入等式(3-13)和等式(3-14)可以得到$S(\infty)$,进一步可得知疾病传播范围$R(\infty)$。

疾病爆发阈值是另一个重要的研究问题。当疾病传播率低于爆发阈值时,网络中的疾病将很快消失,即只有少许节点被感染疾病;否则,网络中将有大量节点被疾病感染。为了能计算爆发阈值,对$\theta_\omega(\infty)$加权求和

$$\theta(\infty) = \langle\lambda(\omega)\rangle\frac{G_0'(\theta(\infty))}{G_0'(1)} + 1 - \langle\lambda(\omega)\rangle \qquad (3-27)$$

其中,

$$\langle\lambda(\omega)\rangle = \sum_\omega g(\omega)\lambda(\omega) \qquad (3-28)$$

表示一条边没有传递疾病的概率。求解疾病爆发阈值只需要看等式(3-27)出现非平凡根的条件,即等式(3-27)右边与$y = \theta(\infty)$在$\theta(\infty) = 1$处相切[20]。因此,疾病爆发需满足的临界条件为

$$\langle\lambda_c(\omega)\rangle = \frac{G_0'(1)}{G_0''(1)} = \frac{\langle k\rangle}{\langle k^2\rangle - \langle k\rangle} \qquad (3-29)$$

进一步求解可得疾病爆发阈值为

$$\beta_c = 1 - F^{-1}(z) \qquad (3-30)$$

其中,$F(x) = \sum_\omega g(\omega)x^\omega$是权重分布的生成函数,$F^{-1}(z)$为$F(x)$的反函数,$z = 1 - \langle k\rangle/(\langle k^2\rangle - \langle k\rangle)$。

从等式(3-30)中不难发现,疾病爆发阈值与度分布和权重分布密切相关。对于给定权重分布,度分布异质性越强,z 越大,β_c 越小。对于给定度分布,增加权重分布异质性会增大疾病爆发阈值。因为,当 $0<z<1$ 时,$F^{-1}(z)$ 随权重分布异质性减小。当所有连边的权重都为 1 时,等式(3-30)就为无权网络上的疾病爆发阈值[31]。

为了能及时控制疾病传播,学者们提出了各种针对节点或连边的免疫策略[76,211]。一个有效的免疫策略必须能准确地免疫关键节点,从而有效地减小疾病传播范围、增大疾病爆发阈值[212]。对于权重网络,边权反映了节点之间的相对重要性,高权重的连边在传播中起着更为重要的作用[213]。理想情况是能知晓所有连边的边权,从而移除权重最高的连边便能有效地控制疾病传播。然而在实际生活中只能知晓网络的部分信息[214-216]。因此,第 3.2 节关注一类基于边权免疫策略[216,217]

$$\Phi(\omega) = \frac{\omega^\alpha}{\sum_{i=1}^{E} \omega_i^\alpha}, \quad -\infty < \alpha < \infty \quad\quad (3\text{-}31)$$

其中,$\Phi(\omega)$ 表示权重为 ω 的连边被免疫的概率,E 表示总的连边数量,α 表示偏好免疫指数。当 $\alpha = 0$ 时,每条边以相同的概率 $\Phi(\omega) = 1/E$ 被免疫。当 $\alpha \to +\infty$ 时,按照边权大小降序免疫;当 $\alpha \to -\infty$ 时,则情况恰好相反。根据上述免疫策略,一共免疫 $1-f$ 比例的连边后,再在剩余权重网络上传播疾病。

为求解疾病爆发阈值和传播范围,首先分析剩余权重网络的度分布和权重分布,然后利用拓展后的边权划分理论方法来求解。根据第 3.2.1 节中的网络模型介绍可知,度分布和权重分布相互独立。这意味着求解剩余网络度分布时,可视为 $1-f$ 比例的连边是随机移除的,即每条边存在的概率为 f。利用渗流理论,剩余权重网

络的度分布为[20,31]

$$p_f(k) = \sum_{m=k} p(m) \binom{m}{k} f^k (1-f)^{m-k} \qquad (3\text{-}32)$$

当移除 $1-f$ 比例的连边后,记 $A_f(\omega)$ 表示权重为 ω 的连边数量,$g_f(\omega)$ 为其对应的比例,则有

$$g_f(\omega) = \frac{A_f(\omega)}{fE} \qquad (3\text{-}33)$$

当另一条边根据等式(3-31)被免疫时,$A_f(\omega)$ 变为

$$A_{(f-\frac{1}{E})}(\omega) = A_f(\omega) - \frac{g_f(\omega)\omega^\alpha}{\langle \omega^\alpha(f) \rangle} \qquad (3\text{-}34)$$

其中,$\langle \omega^\alpha(f) \rangle = \sum_{\omega} g_f(\omega)\omega^\alpha$。在热力学极限下,即 $E \to \infty$,等式(3-34)可表示成 $A_f(k)$ 对 f 的导数形式

$$\frac{dA_f(\omega)}{df} = E \frac{g_f(\omega)\omega^\alpha}{\langle \omega^\alpha(f) \rangle} \qquad (3\text{-}35)$$

对等式(3-33)中的变量 f 求导,并代入等式(3-35)中可得

$$-f\frac{d\,g_f(\omega)}{df} = g_f(\omega) - \frac{g_f(\omega)\omega^\alpha}{\langle \omega^\alpha(f) \rangle} \qquad (3\text{-}36)$$

为求解等式(3-36),定义函数 $H_\alpha(t) = \sum_{\omega} g(\omega)t^{\omega^\alpha}$,并令 $t = H_\alpha^{-1}(f)$。进一步求导[217,218]可得

$$g_f(\omega) = g(\omega)\frac{t^{\omega^\alpha}}{H_\alpha(t)} = \frac{1}{f}g(\omega)t^{\omega^\alpha} \qquad (3\text{-}37)$$

和

$$\langle \omega^\alpha(f) \rangle = \frac{tH_\alpha'(t)}{H_\alpha(t)} \qquad (3\text{-}38)$$

等式(3-32)和等式(3-37)分别给出了剩余权重网络的度分布和权

重分布,将其代入到等式(3-23)—(3-26)和等式(3-30)中,便能知晓疾病传播范围和爆发阈值。

3.2.3 实验模拟验证

在模拟过程中,网络大小为 $N=10^4$,平均度和平均边权分别为 $\langle k \rangle = 10$ 和 $\langle \omega \rangle = 8$,度分布和权重分布分别为 $p(k) \sim k^{-\gamma_D}$ 和 $g(\omega) \sim \omega^{-\gamma_\omega}$,$\gamma_D$ 和 γ_ω 分别表示度分布指数和权重分布指数。指数取值越小,分布的异质性越强。设置最大度 $k_{max} \sim \sqrt{N}$,最大权重为 $\omega_{max} \sim N^{1/(\gamma_\omega - 1)}$。初始时刻,随机选择 5 个节点处于感染态,其余节点都处于易感态。利用第 2.2.2 节中所介绍的易感性来判断疾病爆发的模拟阈值。

图 3-8 研究度分布和权重分布对传播的影响。图 3-8(a)展示了在给定度指数 $\gamma_D = 2.1$、$\gamma_D = 2.5$ 和 $\gamma_D = 4.0$ 时,相对疾病爆发阈值 β_c/β_c^0 随权重指数 γ_ω 的变化。其中,$\beta_c^0 \approx 0.016$ 为 $\gamma_D = 4.0$、$\gamma_\omega = 2.1$ 时的理论爆发阈值。图 3-8(b)展示了疾病传播范围在指定 $\gamma_D = 2.1$、$\gamma_\omega = 2.1$,$\gamma_D = 2.1$、$\gamma_\omega = 4.0$,$\gamma_D = 4.0$、$\gamma_\omega = 2.1$ 和 $\gamma_D = 4.0$、$\gamma_\omega = 4.0$ 时,$R(\infty)$ 随 β 的变化。图 3-8(b)的插入图展示了不同 γ_ω 时,$\langle \lambda(\omega) \rangle$ 随 β 的变化。图中形状表示模拟值,线条表示理论值。从图 3-8(a)中不难发现,与无权网络上的疾病传播相同[26],疾病爆发阈值 β_c 随度分布异质性增强而减小。上述现象产生的原因在于强异质性网络中存在更多的中心节点(即大度节点)。度分布异质性对传播范围 $R(\infty)$ 的影响较复杂。如图 3-8(b)所示,增加度分布的异质性对 $R(\infty)$ 的影响分为两种情况:当 β 较小时,促进传播范围;而 β 较大时,抑制传播范围。例如,当固定权重分布指数

$\gamma_\omega = 2.1$ 时,若 $\beta \leqslant 0.03$,度分布指数为 $\gamma_D = 2.1$ 的网络比 $\gamma_D = 4.0$ 的网络的传播范围大;若 $\beta > 0.03$,情况恰恰相反。这一现象的解释:疾病在复杂网络上的传播呈现出层次性,即大度节点更容易被疾病感染[38]。随着 γ_D 减小,网络中会有大量小度节点和更多大度节点。当 β 较小时,这些大度节点使得疾病更容易传播,从而导致 γ_D 较小时 $R(\infty)$ 较大;当 β 较大时,更多小度节点具有较小概率被感染,从而导致 γ_D 较小时 $R(\infty)$ 较小。

图 3-8 还研究了权重分布异质性对疾病爆发阈值的影响。当指定度分布指数 γ_D 时,增加权重分布异质性不仅增加疾病爆发阈值 β_c[图 3-8(a)],还减小了传播范围 $R(\infty)$[图 3-8(b)]。产生这一现象的原因:当固定平均边权 $\langle \omega \rangle$ 时,γ_ω 越小,网络中将会有更多低权重的边,从而降低了一条边平均传递疾病的概率 $\langle \lambda(\omega) \rangle$[见等式(3-28)和图 3-8(b)的插入图]。此外,从图 3-8(a)中可以发现,当 $\gamma_\omega \leqslant 2.5$ 时,强权重分布异质性导致疾病爆发阈值 β_c 增加得更快。对于度分布异质性和权重分布异质性都很强的网络,边权划分的方法仍然能比较准确地预测 β_c 和 $R(\infty)$。值得注意的是,当网络结构异质性很强时(如 $\gamma_D = 2.1$、$\gamma_\omega = 2.1$),理论值略大于模拟值。因为,有限网络大小导致网络呈现出负关联[219,220],进一步导致节点间的强动力学关联性难以刻画[27]。

图 3-9 研究了度分布和权重分布异质性对传播范围的影响,即度分布指数 γ_D 和权重分布指数 γ_ω 对传播的影响。图 3-9(a)和(b)分别展示传播范围在平面 $(\gamma_D, \gamma_\omega)$ 的模拟值和理论值。图 3-9(c)展示了在 $\gamma_\omega^0 = 2.1$,$\gamma_\omega^0 = 2.5$ 和 $\gamma_\omega^0 = 4.0$ 时,传播范围的相对增长 $\Delta R(\gamma_D, \gamma_\omega^0, \infty)$ 随 γ_D 的变化。定义 $R(\infty)$ 的相对增长为 $\Delta R(\gamma_D, \gamma_\omega, \infty) = R(\gamma_D, \gamma_\omega, \infty) - R(\gamma_D^0, \gamma_\omega^0, \infty)$。其中,$R(\gamma_D, \gamma_\omega, \infty)$ 表示

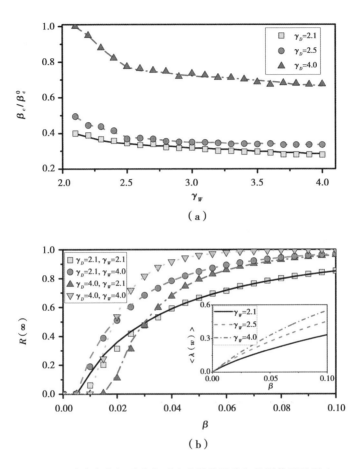

图 3-8　度分布和权重分布对疾病爆发阈值和传播范围的影响

在指数为 (γ_D,γ_ω) 的网络上的疾病传播范围。图 3-9(d) 展示了在 $\gamma_D^0=2.1$, $\gamma_D^0=2.5$ 和 $\gamma_D^0=4.0$ 时, $\Delta R(\gamma_D^0,\gamma_\omega,\infty)$ 随 γ_ω 的变化。图 3-9(c) 和 (d) 中的线条表示理论值。为了保证疾病能爆发, 单位疾病传播率设置为 $\beta=0.04$。

从图 3-9(a) 和 (b) 中发现, 当度分布和权重分布异质性较弱时, 疾病传播范围较大, 即 $R(\infty)$ 随 γ_D 和 γ_ω 增加。图 3-9(c)

和(d)分别指定 γ_ω^0 和 γ_D^0 的取值,发现 $R(\infty)$ 的相对增长随 γ_D 和 γ_ω 增加。$R(\infty)$ 的相对增长在 γ_ω 和 γ_D 较大时更为明显。因为, γ_ω 和 γ_D 较大时,一条边传递疾病的平均概率 $\langle\lambda(\omega)\rangle$ 较大,且更多小度节点难以被疾病感染。从图 3-9 中不难发现理论值和模拟值能很好吻合。

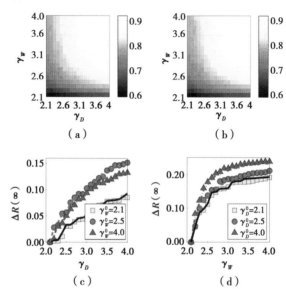

图 3-9　疾病传播范围随度分布指数和权重分布指数的变化

根据等式(3-31)免疫 $1-f=0.2$ 比例的连边后,图 3-10 展示了在剩余网络上的疾病传播范围和爆发阈值随 α 的变化。图 3-10(a)和(b)分别展示了在 $\gamma_D=2.1$、$\gamma_\omega=2.1$,$\gamma_D=2.1$、$\gamma_\omega=4.0$,$\gamma_D=4.0$、$\gamma_\omega=2.1$ 和 $\gamma_D=4.0$、$\gamma_\omega=4.0$ 时,相对疾病爆发阈值 β_c/β_c^0 和最终传播范围 $R(\infty)$ 随 α 的变化。其中 β_c^0 表示原网络的疾病爆发阈值,线条表示理论值。

从图 3-10 发现,当 $\alpha>0$ 时,偏好免疫高权重边能更有效地控制疾病传播,即减小疾病传播范围且增加疾病爆发阈值。由于移除高权重的连边比低权重连边更能有效地减小$\langle \lambda(\omega) \rangle$,因此移除低权重的连边对控制疾病传播的效果并不明显。权重分布异质性越强,免疫高权重连边更能有效地控制疾病传播。在图 3-10(a)中,当$\gamma_\omega = 2.1$时,移除高权重连边使疾病爆发阈值β_c增加了约 2.5倍。从图 3-10(b)中发现当$\gamma_D = 4.0, \gamma_\omega = 2.1$且$\alpha \geqslant 2.0$时,网络中没有疾病爆发,如图 3-10(b)的上三角所示,因为此时剩余网络上的疾病爆发阈值接近 0.04,如图 3-10(a)所示。

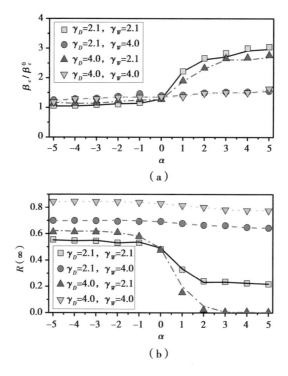

图 3-10　基于边权免疫策略控制疾病传播的有效性

图 3-11 展示了在不同α时,最终传播范围减小量$\Delta R'(\infty)$随

γ_D 和 γ_ω 的变化。其中,疾病传播范围的相对减小量定义为 $\Delta R'(\gamma_D,\gamma_\omega,\infty)=R_0(\gamma_D,\gamma_\omega,\infty)-R(\gamma_D,\gamma_\omega,\infty)$。其中,$R_0(\gamma_D,\gamma_\omega,\infty)$ 和 $R(\gamma_D,\gamma_\omega,\infty)$ 分别表示在初始网络和剩余网络上的疾病传播范围。图 3-11(a)和(c)分别展示了 $\alpha=0$ 和 $\alpha=5.0$ 时,$\Delta R'(\infty)$ 的模拟值。进一步,图 3-11(b)和(d)展示了 $\alpha=0$ 和 $\alpha=5.0$ 时,$\Delta R'(\infty)$ 的理论值。图中假设单位传播率为 $\beta=0.04$。当 $\alpha=0$ 时,由于 $\langle\lambda(\omega)\rangle$ 和 $\langle k\rangle$ 都减小得比较少,导致 $\Delta R'(\gamma_D,\gamma_\omega,\infty)$ 较小。当 γ_D 较小时,网络中存在一些中心节点,导致在阈值附近具有较强的鲁棒性[20],进一步使 $\Delta R'(\gamma_D,\gamma_\omega,\infty)$ 随 γ_ω 减小而降低,如图 3-11(a)和(b)所示。当 $\alpha=5.0$ 时,免疫最为有效,尤其对于权重分布异质性很强的网络,如图 3-11(c)和(d)所示。因为,此时免疫能更有效地减小 $\langle\lambda(\omega)\rangle$。

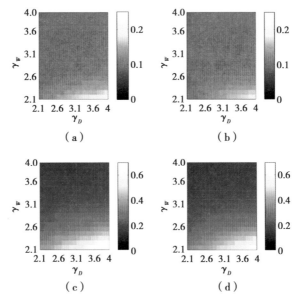

图 3-11　疾病传播范围的相对减小值随度分布指数和权重分布指数的变化

图 3-12 给出在 $\gamma_D = 2.1$、$\gamma_\omega = 2.1$，$\gamma_D = 2.1$、$\gamma_\omega = 4.0$，$\gamma_D = 4.0$、$\gamma_\omega = 2.1$ 和 $\gamma_D = 4.0$、$\gamma_\omega = 4.0$ 时，相对爆发阈值随移除比例 $1-f$ 的变化。图 3-12(a) 和 (b) 分别展示 $\alpha = 0$ 和 $\alpha = 5.0$ 的情况。定义相对疾病爆发阈值为 β_c/β_c^0。其中，β_c 和 β_c^0 分别表示初始网络和剩余网络的疾病爆发阈值。图中线条表示理论值。从图 3-12(a) 和 3-12(b) 发现相对疾病爆发阈值 β_c/β_c^0 随免疫比例 $1-f$ 增加。对于权重分布异质性强的网络，偏好免疫高权重的连边更利于控制疾病传播，即 $\beta_c/\beta_c^0(\gamma_\omega = 4.0) < \beta_c/\beta_c^0(\gamma_\omega = 2.1)$ [图 3-12(b)]。此外，理论阈值与模拟阈值能很好地对应。

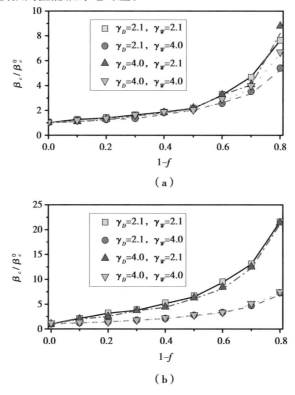

图 3-12　疾病爆发阈值的相对值随免疫比例的变化

3.3　本章小结

本章主要研究了理论方法的准确性。首先研究了现有经典理论方法所预测的爆发阈值的准确性和关联性。然后,针对具有任意度分布和权重分布的网络,本章还拓展了一套准确的边权划分方法。

对于任意一个网络上的生物传播,利用 MFL 方法、QMF 方法和 DMP 方法三类常用理论方法通常会得到不同的理论阈值。哪种理论方法更能准确地预测爆发阈值是一个重要的问题。因此,第 3.1 节系统地研究了常用三类理论方法 MFL 方法、QMF 方法和 DMP 方法预测的理论阈值之间的关系及准确性。该节以 SIR 疾病传播模型为例,研究它在无关联配置网络和 56 个真实网络上的爆发阈值。首先,分析了三类理论预测值之间的关系,发现 DMP 方法所预测的理论值会大于 QMF 方法所预测的理论值。在无关联配置网络上,DMP 方法和 MFL 方法有相同的理论预测阈值,且均大于 QMF 方法的理论预测阈值。对于真实网络,三类理论预测阈值的关系还未知。然后,验证了三类理论阈值在无关联配置网络中的准确性,相比于 QMF 方法,MFL 方法和 DMP 方法的理论阈值更接近真实阈值。在 56 个真实网络中,DMP 方法的理论阈值更接近真实阈值,且 MFL 方法的理论阈值比 QMF 方法的理论阈值更接近真实阈值。对于特征向量局域于 K 核的网络,用 MFL 方法预测疾病爆发阈值最准确;但对于特征向量局域于中心节点的网络,用 DMP 方法预测疾病爆发阈值最准确。最后,讨论了网络结构对三类方法准确性的影响,包括度关联 r、集群系数 c 和模块度 Q。对于负关联的网络,DMP 方法的理论阈值最准确。对于正关联网络,MFL 方法的理论阈值更接近于真实阈值。对于集群系数低的网络,DMP 方法的预测阈值最准确;对于集群系数高的网络,MFL 方法的预测阈值最准确。三类理论阈值随模块度的变化没有明显规律。

对于权重网络上的生物传播,目前缺乏一个准确的理论方法。因此,第 3.2 节拓展了一套基于边权划分的准确理论方法,来描述在任意度分布和权重分布网络上的疾病传播。通过大量的实验模拟验证,发现该理论方法能准确地预测疾病爆发阈值和传播范围。理论和实验模拟都表明:对于度分布异质性很强的网络和权重分布异质性很弱的网络,疾病更容易爆发。权重分布异质性越弱,越利于疾病传播。不同的是,度分布异质性对传播范围的影响分为两个区域:当单位传播概率较低时,度分布异质性促进传播;当单位传播概率较高时,度分布异质性抑制传播。因此,当单位传播概率大时,疾病更容易在度分布和权重分布都很均匀的网络上传播。该节还提出了一个基于边权免疫来控制疾病传播的策略。总体来说,免疫高权重边更利于控制疾病传播,尤其是对于度分布均匀且权重分布异质性强的网络效果更明显。

利用理论方法准确地描述网络传播动力学具有重要的意义。在第 3.1 节中发现理论方法的准确性不仅取决于它对网络结构的描述,还取决于它是否能准确地描述相邻节点间的动力学关联性。这些结论加深了对疾病爆发阈值的理解,同时也给出了不同情况下最接近真实阈值的理论预测方法,还为进一步研究疾病爆发阈值提供了一些新思路。基于第 3.1 节的研究,第 3.2 节拓展了一套准确的边权划分方法。这一方法可运用于求解其他类似的动力学,如权重网络上信息扩散和级联失效。此外,当度分布和权重分布具有关联性时,如何拓展一套准确的理论方法还有待进一步探究,进而提出更为有效的免疫策略。

第4章 复杂网络上的社会传播研究

复杂网络上的社会传播是网络科学的另一个重要研究课题，旨在揭示社会系统中的革新采纳[13]、健康活动[79]和金融行为[80]等传播机制和规律。大量实证分析和理论研究表明，在生物传播中，连续两次接触导致个体被疾病感染的概率是相互独立的；在社会传播中却发现感染概率依赖于先前的接触，并且接触次数越多，采纳概率越大，即社会传播具有加强效应[79,100,102,221]。采纳行为往往具有一定的风险，因此个体在采纳行为前需要多次确认其可靠性，从而导致加强效应存在于社会传播中[81]。

非冗余信息记忆对加强效应有很大的影响，然而目前缺乏系统地研究。鉴于此，本章分3小节系统地研究加强效应对社会传播的影响，以及度分布异质性和平均度大小所带来的影响，尤其是对最终的行为采纳比例和增长形式的影响。第4.1节提出了一个基于非冗余信息记忆加强效应的社会传播模型，并拓展了一套准确的边划分方法，进而研究网络结构参量和动力学参量对社会传播的影响。第4.2节研究采纳阈值异质性对社会传播的影响。第4.3节研究有限接触能力对社会传播的影响。

4.1　基于非冗余信息记忆的社会传播研究

阈值模型是用于描述社会传播的经典数学模型[87,88]，它是一个无记忆的马尔科夫过程。在阈值模型中，当采纳了行为的邻居个数或比例超过了某一静态阈值时，个体就采纳行为。利用渗流理论分析，发现最终的采纳行为比例随平均度首先呈现出连续增长，然后非连续减小的趋势[87]。此外，度分布异质性越强，行为越难以传播，这与疾病传播形成了鲜明对比[26,31,33,34]。已有研究表明，初始种子比例[89]、集群系数[90]、社区结构[91,92]、结构多重性[93-95]和时序网络[96,97]都对阈值模型有很大的影响。

在真实社会传播中，记忆性在加强效应中扮演着十分重要的角色，包括对累积信息的部分记忆[79]和完全记忆[100]。由于记忆性的存在，真实社会传播为非马尔科夫过程。为了能描述社会传播中的记忆性，学者们提出了一些复杂的非马尔科夫模型[79,80,100-104]。一些模型发现，当个体收到两次以上信息时的采纳概率是他收到一次信息时的采纳概率两倍以上时，行为采纳呈现出非连续增长[100,102,103]。总的来说，对累积信息的记忆可分为冗余信息记忆[100,102]和非冗余信息记忆[87]。前者表示允许一对节点之间多次成功传递信息，恰恰相反，后者只允许一对节点成功传递一次信息。诸如社会传播中的风险迁移和未经认证的科技创新，一个个体只能提供有限的信息量。因此，节点之间没有必要传递冗余信息[79]。然而，在先前的研究中，基于非冗余信息的加强效应常常被忽略[100,102]。

　　因此,系统地研究基于非冗余信息记忆加强效应的社会传播是很有必要的。一方面,需要提出一个普适的社会传播模型,它能囊括各种情形下的行为采纳,包括采纳概率依赖于非冗余信息[79]或结构信息的多样性[222]。另一方面,需要发展一套准确的理论方法来刻画该模型。由于非马尔科夫特性的存在,理论解析变得尤为困难。非马尔科夫特性使得相邻节点之间存在很强的动力学关联性,一些基于平均场分析[100]、渗流理论[103]或更新过程[35,159]的近似方法难以描述,最终导致理论值容易偏离模拟值,尤其是对于异质性很强的网络结构。

　　第 4.1 节系统地研究基于非冗余信息记忆加强效应的社会传播,进而准确地理解行为在真实社会网络中的传播。为了能定量地理解这类加强效应对社会传播的影响,还将拓展一套统一的边划分理论。通过一个传播阈值模型,来考虑不同动力学和结构参量对行为采纳比例的影响。理论分析和实验模拟发现,行为采纳比例随信息传播率可连续增长,也可非连续增长。换句话说,系统存在一个从连续到非连续增长的交叉现象。当减小个体采纳阈值、增加初始种子比例或增强网络结构异质性时,系统都会出现这一交叉现象。理论方法能很好地预测上述现象。此外,该理论方法还被用于求解其他社会传播模型。

4.1.1　社会传播模型

　　第 4.1.1 节旨在构建一个基于非冗余信息记忆的普适社会传播模型。这里所说的信息指的是关于行为的信息。非冗余信息记忆有以下两个特性:①非冗余信息传递,即一对个体之间最多只允许成功传递一次信息;②每个个体可以记住邻居传递给他的所有非冗余信息,这导致了非马尔科夫特性的出现。

假设行为在无关联配置网络模型上传播[143]。其中,节点表示个体,网络大小为 N,度分布为 $p(k)$。当网络规模很大且稀疏时,网络不存在度关联。在任意时刻,个体可处于易感态(S)、采纳态(A)或恢复态(R)。处于易感态个体表示他还没有采纳行为。处于采纳态个体表示他采纳了行为,且乐意将行为信息传递给邻居。处于恢复态个体表示他已对行为失去兴趣,且不再参与后续传播过程。此模型可描述为 SAR 模型,与 SIR 疾病传播模型不同,SAR 模型具有非马尔科夫特性。

初始时刻,随机选择 ρ_0 比例的个体处于采纳态,其余个体仍然处于易感态。在每个时间步,每个采纳态个体首先将信息以概率 λ 传递给易感态邻居。一条边成功传递信息后,它在后续时间内将不再传递信息,这样的信息传递模式被称为非冗余信息传递,如图 4-1(a)所示。下面引入基于非冗余信息记忆的加强效应:假设度为 k 的易感态节点 u 已接收到 $m-1$ 条来自不同邻居传递的信息,当 u 再接收到另一个邻居节点 v 给他传递的信息时,他的累积行为信息次数加 1。此时,u 已经累积收到了 m 条非冗余信息,他采纳行为的概率为 $\pi(k,m)$[图 4-1(b)]。当指定 k 时,$\pi(k,m)$ 随 m 增加。由于 $\pi(k,m)<1$,因此 u 采纳行为需要累积收到多条信息,从而导致模型中的加强效应源于非冗余信息记忆。若 $\pi(k,m)$ 是一个常数,则加强效应消失。若把采纳态视为疾病传播中的感染态,模型退化为经典 SIR 疾病传播模型[31]。实证研究表明,采纳态个体会对行为失去兴趣[85]。因此,假设每个采纳态个体以概率 γ 对行为失去兴趣,变为恢复态。当网络中没有采纳态节点时,行为传

播过程结束。

图 4-1 展示了 SAR 模型示意图。在图 4-1(a)中,个体 5 处于采纳态,他尝试以概率 λ 将信息传递给所有易感态邻居。由于个体 5 在 t 时刻之前已经将信息传给个体 4,因此不能再把信息传递给 4。换句话说,易感态个体只能从邻居处获得非冗余信息。实线表示信息还没有通过它传递,虚线表示信息已经通过它传递。在图 4-1(b)中,假设个体 1 在 t 时刻收到一条新信息,此时它是否采纳行为取决于当前累积收到的 m 条信息。其中,$m = \sum_{d=1}^{t} m_d$,m_d 表示个体 1 在 d 时刻收到的信息次数。此时,个体 1 需要记住在 t 时刻之前累积收到的非冗余信息次数。度为 k 的个体 1 以概率 $\pi(k,m)$ 变为采纳态。

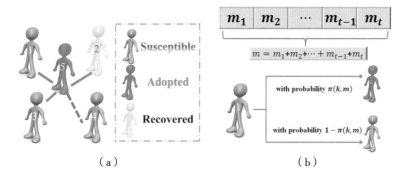

（a）　　　　　　　　　　（b）

图 4-1　复杂网络上 SAR 模型传播示意图

通过恰当地设置参数,上述模型既可以变为马尔科夫过程,也可以变为非马尔科夫过程。例如,若 $\pi(k,m)$ 为一个 Heaviside 阶梯函数,并且令 $\lambda = 1.0, \gamma = 0.0$,该模型就变为马尔科夫 Watts 阈值模型[87];若令 $\lambda = 1.0$,$\pi(k,m)$ 是采纳态邻居或易感态邻居个数的函数,该模型退化成非马尔科夫协同传播模型[223];若 $\pi(k,m)$ 是关于 m 的线性[103]或指数[101]函数且 $\gamma = 1.0$,便能得到其他不同的非马尔科夫模型。在文献[101,103]中,假设每个采纳态个体在将信息传递给邻居时,只有一次尝试机会,而在本节中的模型假设每个采纳态个体可以多次尝试传递信息,直到成功传递或恢复为止。

首先重点关注一个传播阈值模型,然后再进一步研究其他社会传播模型。在传播阈值模型中,当且仅当个体 u 收到的累积非冗余信息次数大于等于阈值 T_u 时,他才会采纳行为。这意味着 $\pi(k,m)$ 是一个 Heaviside 阶梯函数,与 Watts 阈值模型[87]类似。值得注意的是,传播阈值模型与 Watts 阈值模型有以下几个显著的差异:①Watts 阈值模型中的阈值是比例,而传播阈值模型中的阈值是绝对数量,这与 Bootstrap 渗流[224]和自组织临界模型[225]类似。②在 Watts 阈值模型中,个体只能获知当前时刻的邻居节点状态信息,而传播阈值模型中的个体可知道邻居节点过去的状态信息。③在 Watts 阈值模型中,一旦采纳了行为,他将一直对行为有兴趣,而传播阈值模型中假设个体以概率 γ 对行为失去兴趣。上述三点差异导致传播阈值模型具有记忆性,更适合描述真实的社会传播。

4.1.2 边划分理论分析

第 4.1.2 节首先拓展了一套统一的边划分理论,来分析基于非冗余信息加强效应的社会传播。然后,系统地研究记忆性对传播阈值模型的影响。理论中假设网络规模很大、无度关联以及传播动力学连续演化。记 $S(t)$、$A(t)$ 和 $R(t)$ 分别表示 t 时刻处于易感态、采纳态和恢复态个体比例。当 $t\to\infty$ 时,所有个体的状态不再改变,记 $R(\infty)$ 表示最终的行为采纳比例(以下简称为"行为采纳比例")。

　　基于非冗余信息记忆的社会加强效应,导致相邻个体间的动力学关联性难以刻画,从而使得平均场理论[100]、渗流理论[89]和更新过程[159]难以准确预测社会传播,尤其对于度分布异质性很强的网络。受文献[32,208,209,226]的启发,拓展出一套边划分方法来分析社会传播。

　　令 θ_t 表示个体 ν 截止 t 时刻没有通过连边将信息传递给邻居个体 u 的概率。受空穴理论[165,226]的启发,假设 u 处于空穴态,即他不能将信息传递给邻居,但可以接收邻居给他传递的信息。初始时刻,网络中有 ρ_0 比例的个体处于采纳态,并且没有将信息传递给邻居,则 $\theta_0 = 1$。为了简便,假设所有边没有传递信息给邻居的概率相同,并且相邻个体状态没有动力学关联性。在 t 时刻,度为 k 的节点 u 累积收到 m 条非冗余信息的概率为 $\phi_m(k,\theta(t))$,其表达式为

$$\phi_m(k,\theta(t)) = (1-\rho_0)\binom{k}{m}\theta(t)^{k-m}\left[1-\theta(t)\right]^m \tag{4-1}$$

其中,$1-\rho_0$ 表示初始时刻处于易感态个体的比例,个体 u 没有采纳行为的概率为 $\prod_{j=0}^{m}\left[1-\pi(k,j)\right]$。对所有 m 求和,可得 u 在 t 时刻仍然处于易感态的概率为

$$s(k,t) = \sum_{m=0}^{k}\phi_m(k,t)\prod_{j=0}^{m}\left[1-\pi(k,j)\right] \tag{4-2}$$

　　考虑节点处于不同大小的度,在 t 时刻处于易感态节点的比例为

$$S(t) = \sum_{k=0}^{\infty}p(k)s(k,t) \tag{4-3}$$

类似地,在 t 时刻收到 m 条信息的个体比例为

$$\Phi(m,t) = \sum_{k=0}^{\infty}p(k)\phi_m(k,\theta(t)) \tag{4-4}$$

个体 u 的邻居可处于易感态、采纳态或恢复态,因此 $\theta(t)$ 可进一步表示为

$$\theta(t)=\xi_S(t)+\xi_A(t)+\xi_R(t) \tag{4-5}$$

其中,$\xi_S(t)$、$\xi_A(t)$ 和 $\xi_R(t)$ 分别表示邻居节点处于易感态、采纳态和恢复态,且截止 t 时刻还没有将信息传递给 u 的概率。

在初始时刻,个体 u 的邻居 ν 处于易感态的概率为 $1-\rho_0$,易感态个体 ν 不能将信息传递给 u。由于 u 处于空穴态,他也不能传递信息给个体 ν。在 t 时刻,ν 累积收到 m 条非冗余信息的概率为

$$\tau_m(k',\theta(t))=\binom{k'-1}{m}\theta(t)^{k'-m-1}\left[1-\theta(t)\right]^m \tag{4-6}$$

其中,k' 表示个体 ν 的度。与等式(4-2)类似,ν 在 t 时刻处于易感态的概率为

$$\Theta(k',\theta(t))=\sum_{m=0}^{k'-1}\tau_m(k',t)\prod_{j=0}^m\left[1-\pi(k',j)\right] \tag{4-7}$$

对于无关联网络,个体 u 连到度为 k' 的概率为 $k'p(k)/\langle k\rangle$。其中,$\langle k\rangle$ 表示平均度。对所有 k' 求和,可得 u 在 t 时刻连到一个易感态邻居的概率为

$$\xi_S(t)=(1-\rho_0)\frac{\sum_{k'}k'p(k)\Theta(k',\theta(t))}{\langle k\rangle} \tag{4-8}$$

根据第 4.1.1 节中的模型描述,ξ_R 的增长需同时满足以下两个条件:①连边没有传递信息,其概率为 $1-\lambda$;②采纳态节点恢复,其概率为 γ。因此,ξ_R 的演化方程为

$$\frac{\mathrm{d}\xi_R(t)}{\mathrm{d}t}=\gamma(1-\lambda)\xi_A(t) \tag{4-9}$$

在 t 时刻,信息通过一条边传递的概率,等于采纳态节点将信息传递给易感态邻居的概率。因此,

$$\frac{\mathrm{d}\theta(t)}{\mathrm{d}t} = -\lambda \xi_A(t) \tag{4-10}$$

联立等式(4-9)和等式(4-10),可得

$$\xi_R(t) = \frac{\gamma \left[1-\theta(t) \right](1-\lambda)}{\lambda} \tag{4-11}$$

将等式(4-8)和等式(4-11)代入等式(4-5),可得 $\xi_A(t)$。重写等式
(4-10)为

$$\frac{\mathrm{d}\theta(t)}{\mathrm{d}t} = -\lambda \left[\theta(t) - (1-\rho_0) \frac{\sum_{k'} k' P(k') \Theta(k', \theta(t))}{\langle k \rangle} \right]$$
$$+ \gamma \left[1 - \theta(t) \right](1 - \lambda) \tag{4-12}$$

值得注意的是,$dA(t)/dt$ 的增长源于 $S(t)$ 的减小。因此,各种状态
个体比例的演化方程为

$$\frac{\mathrm{d}A(t)}{\mathrm{d}t} = -\frac{\mathrm{d}S(t)}{\mathrm{d}t} - \gamma A(t) \tag{4-13}$$

和

$$\frac{\mathrm{d}R(t)}{\mathrm{d}t} = \gamma A(t) \tag{4-14}$$

等式(4-1)—(4-3)和等式(4-12)—(4-14)给出了一个普适的社会
传播理论框架,进而可得各种状态节点随时间的演化。

下面分析在稳态时社会传播的情况。当 $t \to \infty$ 时,令等式
(4-12)右端等于零,有

$$\theta(\infty) = (1-\rho_0) \frac{\sum_{k'} k' P(k') \Theta(k', \theta(\infty))}{\langle k \rangle} + \frac{\gamma \left[1-\theta(\infty) \right](1-\lambda)}{\lambda}$$
$$\tag{4-15}$$

其中,$\Theta(k', \theta(\infty))$ 是 $\theta(\infty)$ 的一个非线性方程。值得注意的是,
$\theta(t)$ 随时间减小。因此,当等式(4-15)存在多个稳定根时,只有最

大的根才有物理意义。将所得的值代入到等式(4-1)—(4-3),可得易感态节点比例 $S(\infty)$,进一步得到最终的采纳行为比例 $R(\infty)$。

与生物传播类似,需进一步讨论行为爆发的临界条件,即等式(4-15)出现非平凡解的条件。将等式(4-15)右边移到左边,记为

$$g[\theta(\infty),\rho_0,T,\gamma,\lambda] = (1-\rho_0)\frac{\sum_{k'}k'P(k')\Theta(k',\theta(\infty))}{\langle k \rangle}$$

$$+\frac{\gamma[1-\theta(\infty)](1-\lambda)}{\lambda}-\theta(\infty) \quad (4\text{-}16)$$

在临界点 $\theta_c(\infty)$ 处,$g[\theta(\infty),\rho_0,T,\gamma,\lambda]$ 与横坐标相切。$\theta_c(\infty)$ 表示一条边没有传递信息的临界概率。因此,社会传播动力学的临界条件为

$$\frac{\mathrm{d}g}{\mathrm{d}\theta(\infty)}\bigg|_{\theta_c(\infty)} = 0 \quad (4\text{-}17)$$

根据等式(4-17),临界信息传播概率为

$$\lambda_c = \frac{\gamma}{\Delta+\gamma-1} \quad (4\text{-}18)$$

其中,

$$\Delta = (1-\rho_0)\frac{\sum_{k'}k'P(k')\dfrac{\mathrm{d}\Theta(k',\theta(\infty))}{\mathrm{d}\theta(\infty)}\bigg|_{\theta_c(\infty)}}{\langle k \rangle} \quad (4\text{-}19)$$

根据等式(4-6)和等式(4-7),可得 $\dfrac{\mathrm{d}\Theta(k',\theta(\infty))}{\mathrm{d}\theta(\infty)}$ 的表达式为

$$\frac{\mathrm{d}\Theta(k',\theta(\infty))}{\mathrm{d}\theta(\infty)} = \sum_{m=0}^{k'-1}\binom{k'-1}{m}\{(k'-m-1)\theta(\infty)^{k'-m-2}$$

$$[1-\theta(\infty)]^m - m\theta(\infty)^{k'-m-1}[1-\theta(\infty)]^{m-1}\}$$

$$\prod_{j=0}^{m}[1-\pi(k',j)] \quad (4\text{-}20)$$

数值求解等式(4-15)和等式(4-18)—(4-20),可得任意采纳函数 $\pi(k,m)$ 下的信息传递临界概率 λ_c。不难发现,λ_c 与 $\pi(k,m)$、ρ_0、γ、$p(k)$ 和 $\langle k \rangle$ 密切相关。

下面分析社会传播的一个特例——传播阈值模型。在模型中假设行为采纳概率 $\pi(k,m)$ 是一个 Heaviside 阶梯函数

$$\pi(k,m) = \begin{cases} 1, & m \geqslant T_k \\ 0, & m < T_k \end{cases} \tag{4-21}$$

其中,T_k 表示度为 k 的个体的行为采纳阈值。假设 $\pi(k,m)$ 仅是 k 和 m 的函数。利用等式(4-21),分别更新等式(4-2)和等式(4-7)为

$$s(k,t) = \sum_{m=0}^{T_k - 1} \phi_m(k,\theta(t)) \tag{4-22}$$

和

$$\Theta(k',\theta(t)) = \sum_{m=0}^{T_k - 1} \tau_m(k',\theta(t)) \tag{4-23}$$

类似地,等式(4-13)变为

$$\frac{dA(t)}{dt} = \lambda \xi_A \psi(t) - \gamma A(t) \tag{4-24}$$

其中,

$$\psi(t) = (1 - \rho_0) \sum_{k=0}^{\infty} p(k) \sum_{m=0}^{T_k - 1} \binom{k}{m} \left\{ (k - m)\,\theta(t)^{k-m-1} \right.$$

$$\left. [1 - \theta(t)]^m - m\theta(t)^{k-m} [1 - \theta(t)]^{m-1} \right\} \tag{4-25}$$

此时,传播阈值模型的临界条件为等式(4-17)。若初始时刻只选择很少种子个体处于采纳态,并且所有个体具有相同的采纳阈值 T,等式(4-15)仅有一个平凡根 $\theta(\infty) = 1$。在临界点处,函数 $g[\theta(\infty),\rho_0,T,\gamma,\lambda]$ 与横坐标相切于 $\theta(\infty) = 1$。若 $T = 1$,利用等

式(4-15)—(4-20)，可得连续增长临界概率 λ_c^{II}，其表达式为

$$\lambda_c^{II} = \frac{\gamma\langle k\rangle}{\langle k^2\rangle - 2\langle k\rangle + \gamma\langle k\rangle} \tag{4-26}$$

等式(4-26)与疾病爆发阈值相同。然而，当 $T>1$ 时，函数 $g[\theta(\infty),$ $\rho_0, T, \gamma, \lambda]$ 不会与横坐标相切，这意味着少许种子个体不会导致全局行为采纳。

当 ρ_0 较大时，$\theta(\infty)=1$ 不再是等式(4-15)的一个根。此时，不论取什么参数，系统都会有一定比例的个体采纳行为。分析等式(4-15)的根的情况，来研究记忆性对 $R(\infty)$ 随 λ 的增长形式的影响。当 $\theta(\infty)=1$ 时，$g[\theta(\infty), \rho_0, T, \gamma, \lambda]<0$；当 $\theta(\infty)=0$ 时，$g[\theta(\infty), \rho_0, T, \gamma, \lambda]>0$。因此，等式(4-15)的根个数总是奇数。图 4-2 展示了等式(4-15)在 ER 网络上的根求解示意图。图 4-2 (a)和(b)分别给出了在 $T=1$ 和 $T=3$ 求解示意图。实线(直)表示横坐标，实线(曲)表示切点，其他参数设置为 $\rho_0=0.1$ 和 $\gamma=1.0$。从图 4-2(a)和(b)中发现，等式(4-15)的根的个数为 1 或 3。当固定其他参数时，若等式(4-15)在不同 λ 都只有一个根，则 $R(\infty)$ 随 λ 连续增长[图 4-2(a)]。若等式(4-15)根的个数随 λ 变化[图 4-2 (b)]，则系统存在鞍点分岔[227]。通过分岔分析等式(4-15)，系统历经一个尖点突变：$\theta(\infty)$ 具有物理意义的根随 λ 变化，从一个值突然跳跃到另一个值。此时，$R(\infty)$ 随 λ 非连续的变化。联立求解等式(4-15)和等式(4-18)—(4-20)，可得非连续临界点 λ_c^I。

下面通过一个特例来理解 $R(\infty)$ 随 λ 呈现非连续变化的情况。令 $T=3$，在图 4-2(b)中观察不同 λ 下，根的变化情况，发现 $g[\theta(\infty), \rho_0, T, \gamma, \lambda]$ 在 $\lambda_c^I \approx 0.5811$ 时与横坐标相切。当 $\lambda < \lambda_c^I$ 时，若等式(4-15)有三个根，则具有物理意义的根是最大的根；当 $\lambda = \lambda_c^I$

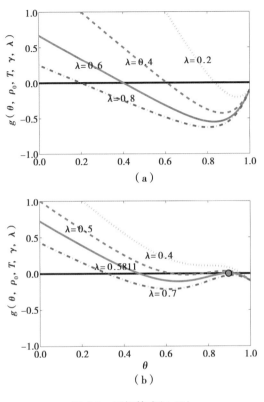

图 4-2 图解等式(4-15)

时,具有物理意义的根为切点;当$\lambda>\lambda_c^l$,等式(4-15)只有一个根。此时,不难发现等式(4-15)具有物理意义的根,从一个较大值突然减小到一个较小值,从而导致 $R(\infty)$ 非连续地增加。$R(\infty)$ 增长形式改变的临界点 $\theta_s(\infty)$ 可联立求解等式(4-15)、等式(4-17)和等式

$$\frac{\mathrm{d}^2 g[\theta(\infty),\rho_0,T,\gamma,\lambda]}{\mathrm{d}\theta^2(\infty)}=0 \qquad (4\text{-}27)$$

根据等式(4-27)可得

$$\rho_0^s = \frac{1}{F} \qquad (4\text{-}28)$$

其中，$F = \sum_{k'} k' P(k') \dfrac{\mathrm{d}\, \Theta^2(k', \theta(\infty))}{\mathrm{d}\theta^2(\infty)}$。利用等式(4-6)和等式

(4-23)，可得

$$\frac{\mathrm{d}\, \Theta^2(k', \theta(\infty))}{\mathrm{d}\theta^2(\infty)} = \sum_{m=0}^{T_k - 1} \binom{k' - 1}{m} \{ (k'-m-1)[(k'-m-2)\theta(\infty)^{k'-m-3}$$

$$\times (1-\theta(\infty))^m - m\theta(\infty)^{k'-m-2}(1-\theta(\infty))^{m-1}]$$

$$-m[(k'-m-1)\theta(\infty)^{k'-m-2}(1-\theta(\infty))^{m-1}$$

$$-(m-1)\theta(\infty)^{k'-m-1}(1-\theta(\infty))^{m-2}]\} \qquad (4\text{-}29)$$

联立等式(4-15)、等式(4-17)和等式(4-27)，可得 $\theta_s(\infty)$。当指定 T 和 $p(k)$ 时，便可求得 λ_c^s 和 ρ_0^s。

4.1.3　实验模拟验证

模拟过程用 ER 网络和幂率度分布的无关联配置网络。其中，网络规模、平均度和恢复概率分别为 $N = 10^4$、$\langle k \rangle = 10$ 和 $\gamma = 1.0$。下面将分别讨论动力学参量和网络结构参量所带来的影响。

首先研究 ER 网络上的社会传播。图 4-3(a)展示易感态、采纳态和恢复态个体的平均密度 $S(t)$、$A(t)$ 和 $R(t)$ 随时间 t 的变化。图 4-3(b)给出了在 $T=1$、$T=2$、$T=3$、$T=4$ 和 $T=5$ 时，$R(\infty)$ 随 λ 的变化。图 4-3(c)展示了在 $T=2$、$T=3$、$T=4$ 和 $T=5$ 时，迭代次数(NOI)[228,229] 随 λ 的变化。NOI 指的是至少有一个个体采纳行为的总时间步数。误差棒为标准方差。图 4-3(a)和(b)中的线条表示理论值。在图 4-3(a)中，令 $\lambda = 0.8$，$\rho_0 = 0.1$，$T=3$ 和 $\gamma = 0.5$。在

图 4-3(b)和(c)中,令 $\rho_0 = 0.1$ 和 $\gamma = 1.0$。

在图 4-3(a)中发现,易感态个体比例随时间减小,恢复态个体比例随时间增加。采纳态个体比例先减少,然后在 $t \approx 5$ 时达到最大。边划分理论能很好地预测模拟值。从图 4-3(b)中发现 T 越大,个体采纳行为需要接收到更多来自不同邻居的信息,从而抑制

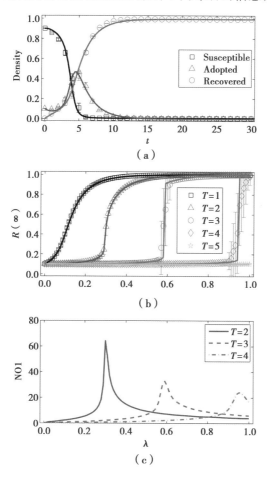

图 4-3　ER 网络上的社会传播

行为采纳。当 $T \geqslant 5$ 时,个体难以采纳行为。图 4-3(b)中的理论值
(见图中线条)能很好地预测模拟值。当 $T \leqslant 4$ 时,分岔分析等式
(4-15)发现,采纳阈值对 $R(\infty)$ 随 λ 的增长形式有很大影响。从
图 4-3(b)中发现,当采纳阈值较小时(如 $T=1$),$R(\infty)$ 随 λ 连续增
长;当采纳阈值较大时(如 $1<T<5$),$R(\infty)$ 随 λ 在 λ_c^l 处非连续增
长。除了在 λ_c^l 附近,$R(\infty)$ 的模拟值的方差都很小。通过求解等
式(4-15)和等式(4-18)—(4-20),可得 λ_c^l 的理论值。观察 NOI 可
得模拟阈值[228,229]。在 λ_c^l 处,NOI 会出现一个峰值[如图 4-3(c)中
$T=2$、3 和 4 的情况]。总体来讲,理论方法能很好地预测 $R(\infty)$
和 λ_c^l。

究竟什么因素会影响 $R(\infty)$ 随 λ 的增长形式?为了能直观地
解释,下面来研究处于亚临界态个体的比例。个体 u 处于亚临界
态是指他接收到的累积信息次数恰好为 $T-1$ 次。若 v 之前没有传
递信息给 u,某一时刻 t,个体 v 将信息传递给 u,则 u 采纳行为。那
么,u 就能以概率 λ 将信息传递给他的所有易感态邻居,导致他的
亚临界态邻居采纳行为。如此重复将导致整个系统级联地采纳行
为。若系统中处于亚临界态个体较多,略微让一些个体采纳行为
(如增大 λ),就能导致大量的亚临界态个体同时采纳行为,最终使
得 $R(\infty)$ 出现"跳跃"现象。在图 4-4 中,通过理论分析和模拟来
研究在 $T=2$、$T=3$、$T=4$ 和 $T=5$ 时,亚临界态个体比例 $\Phi(T-1,$
$\infty)$ 随 λ 的变化,进一步证实了上述直观解释。图中线条表示理论
值,其他参数设置为 $\gamma=1.0$ 和 $\rho_0=0.1$。当 $2 \leqslant T<5$ 时,$\Phi(T-1,\infty)$
随 λ 先增加,并且在 λ_c^l 达到最大。略微地增大 λ,一定比例的亚临
界态个体同时采纳行为,使得 $R(\infty)$ 不连续增长。当不存在加强
效应[图 4-3(b)中 $T=1$ 的情况],没有个体处于亚临界态。此时,

$R(\infty)$ 随 λ 连续增长。值得注意的是,导致 $R(\infty)$ 非连续增长的机制与爆炸性渗流[230]、Bootstrap 渗流[224]、K 核渗流[231]以及爆炸性同步[232]类似。

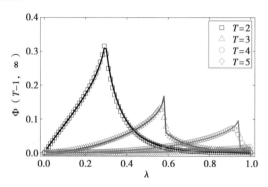

图 4-4　ER 网络上亚临界个体比例

在较大 T(如 $T=3$)时,图 4-5 研究初始种子比例 ρ_0 和 λ 对社会传播的影响。图 4-5(a)和(b)分别表示 $R(\infty)$ 的模拟值和理论值。白色圆圈表示 λ_c^l 的模拟值,虚线表示理论值,其他参数设置为 $\gamma=1.0$ 和 $T=3$。在图 4-5 中发现,$R(\infty)$ 随 ρ_0 增加。因为 ρ_0 越大,个体有更多获知信息的渠道。基于 $R(\infty)$ 的取值,图 4-5(a)和(b)被分为局域行为采纳($\rho_0<0.04$)和全局行为采纳($0.04\leqslant\rho_0\leqslant1$)。即前者为区域Ⅰ,后者包括区域Ⅱ和区域Ⅲ。局域行为采纳是指只有少许个体采纳行为,全局行为采纳是指大量个体采纳行为。在区域Ⅱ中,$R(\infty)$ 随 λ 非连续增长;在区域Ⅲ中,$R(\infty)$ 随 λ 连续增长。因此,区域Ⅱ和Ⅲ之间存在交叉现象:$R(\infty)$ 随 λ 的增长形式从非连续变为连续。通过分岔分析等式(4-15)发现,区域Ⅱ($0.04\leqslant\rho_0\leqslant0.15$)存在鞍点分岔,则 $R(\infty)$ 随 λ 不连续增长;区域Ⅲ($0.15<\rho_0\leqslant1$)不存在鞍点分岔,则 $R(\infty)$ 随 λ 连续增长。交叉现象出现的原因是亚临界状态个体比例随 ρ_0 减小。图中垂直黄

色虚线表示交叉现象的临界点 ρ_0^s,可通过理论求解等式(4-15)—(4-17)和等式(4-27)得到。此外,λ_c^l 随 ρ_0 减小。在平面(ρ_0,λ)上,系统存在一个尖点突变,即交叉现象[227]。不论初始种子比例的多少,理论值都能很好地与模拟值相吻合。

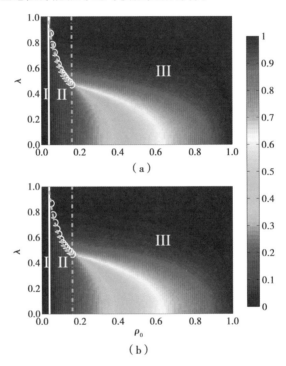

图 4-5 行为采纳比例随初始种子比例 ρ_0 和信息传递概率 λ 的变化

接下来讨论网络结构参量对传播阈值模型的影响。平均度和度分布异质性都会对 $R(\infty)$ 和它的增长形式有显著影响。在图4-6中分析了 ER 网络平均度$\langle k \rangle$的影响。线条表示理论值,其他参数设置为 $\rho_0=0.1$,$\gamma=1.0$ 和 $T=3$。在图 4-6 中发现,$R(\infty)$ 随$\langle k \rangle$增加。通过分岔分析等式(4-15)发现,$R(\infty)$ 的增长形式随$\langle k \rangle$的增加从连续变为非连续。当$\langle k \rangle=5$ 时,仅有少许个体采纳行为,

$R(\infty)$ 随 λ 连续增长;当 $\langle k \rangle > 5$ 时,$R(\infty)$ 随 λ 非连续增长。当且仅当系统有一定比例的个体同时处于亚临界态时,$R(\infty)$ 非连续增长。然而,当平均度较小时,只有少许个体处于亚临界状态,$R(\infty)$ 连续增长。此外,λ_c^I 随 $\langle k \rangle$ 减小。

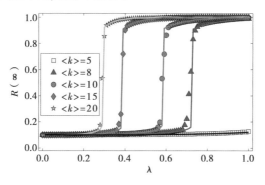

图 4-6　平均度对社会传播的影响

图 4-7 展示了当 $T=3$,$\langle k \rangle = 10$ 时,不同无标度网络上 $R(\infty)$ 随 λ 的变化。利用配置网络模型生成幂率度分布 $p(k) \sim k^{-\gamma_D}$ 的无标度网络,γ_D 为度分布指数,最大度为 $k_{max} \sim \sqrt{N}$。图中其他参数设置为 $\rho_0 = 0.1$,$\gamma = 1.0$ 和 $T=3$。在图 4-7 中发现,度分布异质性对 $R(\infty)$ 的影响存在两种情况:当 λ 较小时,$R(\infty)$ 随度分布异质性增加;当 λ 较大时,$R(\infty)$ 随度分布异质性减小。按照如下方式来理解这一现象:根据等式(4-1)和等式(4-2)可知,中心个体以更大概率采纳行为。随着度分布异质性增加,网络中存在更多中心个体和度小的个体。当 λ 较小时,中心个体更利于社会传播;当 λ 较大时,小度个体难以采纳行为,导致 $R(\infty)$ 较小。通过分岔分析等式(4-15),发现系统存在一个临界度分布指数 $\gamma_D^s \approx 4.0$。当 $\gamma_D < \gamma_D^s$ 时,$R(\infty)$ 随 λ 连续增长;当 $\gamma_D > \gamma_D^s$ 时,$R(\infty)$ 随 λ 非连续增长。也就是说,增加网络度分布异质性,$R(\infty)$ 随 λ 的增长形式从连续变

为非连续。临界点 λ_c^I 随度分布异质性增强而减小。理论分析能很好地预测上述现象。

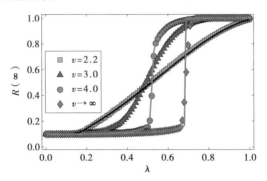

图 4-7　度分布异质性对社会传播的影响

4.1.4　拓展模型及讨论

将第 4.1.2 节中的边划分方法应用于求解其他社会传播模型。第 4.1.4 节研究两个更为复杂的社会传播模型：①关联传播阈值模型，即个体阈值与他的度相关，②广义社会传播模型，即采纳概率 $\pi(k,m)$ 随 m 单调递增。

在实际生活中，个体采纳行为与否取决于他自身特性，如年龄、性别等。由于个体的特性在一定程度上与他的度大小相关，因此假设个体采纳阈值由他的度大小决定。具体地讲，个体 i 采纳阈值 T_i 与他的度 k_i 之间的关系[39] 为

$$T_i = A_\alpha \left(\frac{k_i}{k_{max}} \right)^\alpha \qquad (4\text{-}30)$$

其中，k_{max} 为最大度，A_α 和 α 是两个可调参数。当 $\alpha=0$ 时，采纳阈值与度无关，即所有个体具有相同的采纳阈值；当 $\alpha>0$ 时，采纳阈值

与度正相关,即度越大的个体采纳阈值越大;当 $\alpha < 0$ 时,情况恰恰相反。

为便于研究 α 的影响,令采纳阈值的均值 $\langle T \rangle = 3$。所有个体采纳阈值之和为 $T_s = \sum_{i=1}^{N} T_i$。当 $\alpha = 0$ 时,有 $T_s = \langle T \rangle N = A_{\alpha=0} N$,进一步可得

$$A_{\alpha} = \frac{A_{\alpha=0} N k_{max}^{\alpha}}{\sum_{i=1}^{N} k_i^{\alpha}} \tag{4-31}$$

图 4-8 展示了在不同 α 下,$R(\infty)$ 随 λ 的变化。图中线条表示理论值,其他参数为 $\langle k \rangle = 10$,$\langle T \rangle = 3$ 和 $\gamma = 1.0$。在图 4-8 中发现,理论值与模拟值能很好地对应。α 不仅仅影响 $R(\infty)$ 的大小,还会影响 $R(\infty)$ 的增长形式。当 $\alpha > 0$ 时,λ_c^I 随 α 先增加再减小。按如下方式理解这一现象:略微地增加 α(如 $\alpha = 1$),导致度大小在平均度附近的个体有很大的采纳阈值;当进一步增大 α(如 $\alpha = 2$)时,度大的个体具有更大的采纳阈值,从而减小了那些度在平均度附近的个体的采纳阈值。由于 ER 网络大多数个体的度都在平均度附近,因此 λ_c^I 非单调地变化。

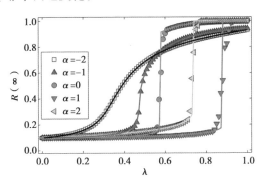

图 4-8　ER 网络上的关联传播阈值模型

当 $\alpha < 0$ 时，α 越小，个体越容易采纳行为。通过分岔分析等式 (4-15)发现，$R(\infty)$ 的增长形式从非连续变为连续。与 $\alpha = 0$ 相比，减小 α，度小(大)的个体具有大(小)的采纳阈值。因此，当 λ 较大时，抑制行为采纳。因为，小度个体具有更大的采纳阈值，导致他们难以采纳行为，同时也减小了处于亚临界态个体的比例。最终使得 α 较大时，$R(\infty)$ 连续增长。

最近，Centola 分析真实健康行为传播发现，采纳概率是 m 的一个增函数[79]，并非一个阶梯函数[100,102]。因此，假设行为采纳概率为

$$\pi(k,m) = 1 - (1-\varepsilon)^m \tag{4-32}$$

其中，m 表示个体累积收到的非冗余信息次数，ε 表示收到一次信息时的行为采纳概率，即 $m=1$ 时的行为采纳概率。利用边划分方法在求解时，只需将等式(4-32)代入相对应的等式即可。更新等式(4-2)和等式(4-7)分别为

$$s(k,t) = \sum_{m=0}^{k} \phi_m(k,t)(1-\varepsilon)^{\sum_{j=x}^{m} j} \tag{4-33}$$

和

$$\Theta(k',\theta(t)) = \sum_{m=0}^{k'-1} \tau_m(k',\theta(t))(1-\varepsilon)^{\sum_{j=x}^{m} j} \tag{4-34}$$

其中，等式(4-13)与等式(4-24)相同。唯一的差异在于需要将等式(4-25)替换为

$$\psi(t) = (1-\rho_0) \sum_{k=0}^{\infty} p(k) \sum_{m=0}^{k} \binom{k}{m}(1-\varepsilon)^{\sum_{i=0}^{m} i}$$
$$[(k-m)\theta(t)^{k-m-1}[1-\theta(t)]^m$$
$$-m\theta(t)^{k-m}[1-\theta(t)]^{m-1}] \tag{4-35}$$

将等式(4-33)—(4-35)代入相对应的等式就可分析广义社会传播

模型。在图 4-9 中,研究了 ER 网络上的广义社会传播模型。在图 4-9(a)和(b)分别展示了 $R(\infty)$ 随 ε 和 λ 的变化。图 4-9(a)令 $\lambda = 0.3$,图 4-9(b)令 $\varepsilon = 0.3$。线条表示理论值,其他参数设置为 $\gamma = 1.0$ 和 $\langle k \rangle = 10$。通过分岔分析等式(4-15)发现,$R(\infty)$ 随 λ 和 ε 都呈连续增长(如图 4-9 所示)。理论预测与实验模拟能很好地对应。

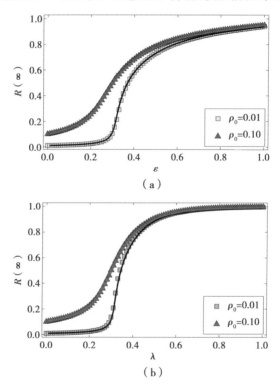

图 4-9　ER 网络上的广义社会传播

4.2　采纳阈值异质性对社会传播的影响研究

大量实证分析发现,不同个体之间具有极强的差异性,并且对网络传播动力学有显著的影响。在生物传播中,异质感染性和易感性改变了疾病爆发阈值[233,234];对于信息传播,个体异质等待时间和响应时间可加快或减缓信息传播速率[39,67]。统计物理学家发现,个体异质性导致 K 核渗流[235] 和 Bootstrap 渗流[89,93,236] 出现混合相变[237,238]。混合相变是指相变中同时具有一级相变和二级相变现象。在真实社会传播中,个体有不同的意愿去采纳某一行为,说明个体采纳行为的阈值具有异质性[85]。一些个体具有很强的意愿去采纳行为,即采纳阈值较小,称这类个体为"活跃者"。然而,一些个体具有很弱的意愿采纳行为,即采纳阈值较大,称这类节点为"顽固者"。个体的采纳阈值与他的兴趣、教育背景和其他个人因素密切相关[239]。例如,一个受到良好教育的人更容易采纳高科技产品,学生更容易采纳新款游戏,而家庭主妇则更容易接受新食品。

然而,还未曾有人系统地研究采纳阈值异质性对社会传播的影响。鉴于此,基于第4.1节中提出的传播阈值模型,第4.2节将研究采纳阈值异质性对最终的采纳比例和相变的影响。首先提出一个二元传播阈值模型,即网络中只存在两种阈值大小的个体,然后利用边划分方法来分析这一模型。理论分析和实验模拟都发现,采纳阈值异质性显著地影响行为采纳比例,并且导致行为采纳过程中出现层次现象:活跃者先采纳行为,顽固者后采纳行为。值得注意的是,采纳阈值异质性导致系统可能存在一级相变、二级相变和混合相变,并且存在两种类型的交叉现象。当顽固者采纳阈值较小时,增加活跃者比例,系统存在从一级相变变为二级相变的交叉现象;当顽固者采纳阈值较大时,增加活跃者比例、减小平均度或增加度分布异质性时,系统存在从混合相变到二级相变的交叉现象。

4.2.1　二元传播阈值模型

第 4.2 节采用传播阈值模型,并且假设采纳阈值服从分布函数 $F(T)$。具体来讲,网络中有 p 比例的个体采纳阈值 T_a 相对较低,其余个体采纳阈值 T_b 相对较高。因此,$F(T)$ 可写成

$$F(T) = \begin{cases} T_a, & p \\ T_b, & 1-p \end{cases} \tag{4-36}$$

为了简便,令 $T_a = 1$ 和 $T_b \geqslant 1$。具有较低阈值的个体称为活跃者,具有较高阈值的个体称为顽固者。在此,称这一模型为二元传播阈值模型。

4.2.2　边划分理论分析

利用第 4.1.2 节中的边划分方法来分析二元传播阈值模型。只需要将等式(4-36)代入相对应的等式中,便可得到在 t 时刻处于易感态 $S(t)$、采纳态 $A(t)$ 和恢复态 $R(t)$ 个体比例。将等式(4-22)和等式(4-23)分别更新为

$$s(k,t) = p\,\theta(t)^k + (1-p)\sum_{m=0}^{T_b-1}\phi_m(k,t) \tag{4-37}$$

和

$$\Theta(k',t) = p\,\theta(t)^{k'-1} + (1-p)\sum_{m=0}^{T_k-1}\tau_m(k',t) \qquad (4\text{-}38)$$

在 t 时刻,活跃者和顽固者处于易感态的比例分别为

$$S_a(t) = \sum_k p(k)\,\theta(t)^k \qquad (4\text{-}39)$$

和

$$S_b(t) = \sum_k p(k)\sum_{m=0}^{T_k-1}\phi_m(k,t) \qquad (4\text{-}40)$$

进一步可得在 t 时刻系统中易感态节点比例为

$$S(t) = pS_a(t) + (1-p)S_b(t) \qquad (4\text{-}41)$$

下面分析采纳阈值异质性对相变的影响。与第 4.1.2 节相同,分析相变只需要探究等式(4-12)在稳态时根的情况。将等式(4-36)代入相对应的等式,则等式(4-15)变为

$$\theta(\infty) = y[\theta(\infty)] \qquad (4\text{-}42)$$

其中,

$$y[\theta(\infty)] = \frac{\sum_{k'} k'P(k')\Theta(k',\infty)}{\langle k\rangle} + \frac{\gamma[1-\theta(\infty)](1-\lambda)}{\lambda}$$

$$(4\text{-}43)$$

图 4-10(a)和(b)分别展示了当 $T_b=4$ 和 $T_b=2$ 时,在随机规则网络上求解等式(4-42)的根的示意图。实线表示水平线,点表示切点。在图 4-10(a)和(b)的插入图中分别展示了当 $T_b=4$ 和 $T_b=2$ 时,等式(4-42)具有物理意义的根随 λ 的变化,箭头指向临界点。等式(4-42)的根为与水平线的交点。其他参数设置为 $p=0.3$ 和 $\langle k\rangle=10$。当 $T_b\geq3$ 时,等式(4-42)的非平凡根个数可为 0、1 或 3 [图 4-10(a)];当 $T_b=2$ 时,等式(4-42)的非平凡根个数为 0、1 或 2 [图 4-10(b)]。

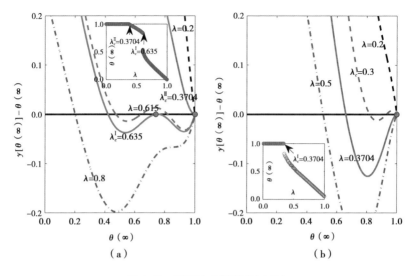

图 4-10   图解法求解等式(4-42)

指定 $p(k)$、p 和 γ,当 λ 很小时,$\theta(\infty)=1$ 是等式(4-42)的平凡根。随着 λ 的增加,$\theta(\infty)$ 首先连续减小到一个非平凡根 $\theta(\infty)$ <1[图 4-10(a)],则 $R(\infty)$ 随 λ 首先连续增长。也就是说,系统存在一个连续的二级相变。当 $\theta(\infty)$ 与 $y[\theta(\infty)]$ 在 $\theta(\infty)=1$ 处相切时,可得连续临界信息传递率为

$$\lambda_c^{II} = \frac{\gamma\langle k\rangle}{p(\langle k^2\rangle - \langle k\rangle) - (1-\gamma)\langle k\rangle} \tag{4-44}$$

其中,$\langle k\rangle$ 和 $\langle k^2\rangle$ 分别表示度分布的一阶矩和二阶矩。λ_c^{II} 将系统分为局部行为采纳和全局行为采纳。对于局部行为采纳,只有少许个体采纳行为;对于全局行为采纳,存在一定比例的个体采纳行为。根据等式(4-44),全局行为采纳条件由网络结构(即度分布)、活跃者比例 p 和恢复概率 γ 共同决定。对于异质度分布网络,全局行为采纳更容易出现。增加活跃者比例,全局行为采纳更容易出现。当 $p=1$ 时,等式(4-44)为疾病爆发阈值[31,32]。

与等式(4-44)类似,当固定除 p 外的其他参数时,可得连续增长活跃者的临界比例

$$p_c^{II} = \frac{\gamma \langle k \rangle}{\lambda \left(\langle k^2 \rangle - \langle k \rangle \right)} + \frac{(1-\gamma) \langle k \rangle}{\langle k^2 \rangle - \langle k \rangle} \qquad (4\text{-}45)$$

根据等式(4-45)可知,若全局行为采纳存在,网络中必须存在一定比例的活跃者 p_c^*,并且 p_c^{II} 随网络异质性、λ 和 γ 减小。在等式(4-45)中,令 $\gamma = 0$,可得临界点 p_c^*。当 $p \leqslant p_c^*$ 时,任意 λ 都无法导致全局行为采纳,其表达式为

$$p_c^* = \frac{\langle k \rangle}{\langle k^2 \rangle - \langle k \rangle} \qquad (4\text{-}46)$$

值得注意的是,等式(4-46)与网络渗流阈值相同[150]。这意味着当且仅当系统中的活跃者能形成一个极大连通子图时,才可能出现全局行为采纳。

如图 4-10(a)所示,当 λ 较大时($\lambda = 0.615$),等式(4-42)存在三个稳定根。当没有顽固者时,等式(4-42)只有一个根[192]。因此,顽固者的存在导致系统存在三个稳定根。此时,具有物理意义的解为最大稳定根。当 $\lambda = \lambda_c^I = 0.635$ 时,切点为解。当 $\lambda > \lambda_c^I$ 时,系统唯一稳定根为解。因此,等式(4-42)具有物理意义的解,从一个较大值突然减小为另一个值[图 4-10(a)],导致 $R(\infty)$ 非连续地增长。基于分岔理论[227],非连续信息传递概率为

$$\lambda_c^I = \frac{\gamma}{\Delta + \gamma - 1} \qquad (4\text{-}47)$$

其中,

$$\Delta = \frac{\sum_{k'} k' P(k') \left. \frac{\mathrm{d}\Theta(k', \infty)}{\mathrm{d}\theta(\infty)} \right|_{\theta, (\infty)}}{\langle k \rangle} \qquad (4\text{-}48)$$

$\theta_s(\infty)$ 是等式（4-42）的一个根。联立等式（4-6）和等式（4-38），可得

$$\frac{\mathrm{d}\Theta(k',\infty)}{\mathrm{d}\theta(t)} = p(k'-1)\theta(\infty)^{k'-2} + (1-p)\chi \tag{4-49}$$

其中，

$$\chi = \sum_{m=0}^{T_k-1} \binom{k'-1}{m} \left\{ (k'-m-1)\theta(\infty)^{k'-m-2} \right.$$

$$\times [1-\theta(\infty)]^m - m\,\theta(\infty)^{k'-m-1}[1-\theta(\infty)]^{m-1} \left. \right\} \tag{4-50}$$

与等式（4-47）类似，非连续临界活跃者比例为

$$p_c^l = \frac{\lambda(1-y) + \gamma(1-\lambda)}{\lambda(z-y)} \tag{4-51}$$

其中，

$$y = \frac{\sum_{k'} k' P(k')\chi}{\langle k \rangle} \tag{4-52}$$

和

$$z = \frac{\sum_{k'} k'(k'-1)P(k')\theta^{k'-2}}{\langle k \rangle} \tag{4-53}$$

从上述分析发现，$R(\infty)$ 随 λ 或 p 先连续增长，后非连续增长，即系统存在混合相变[187]。其中，连续增长和非连续增长分别由于活跃者和顽固者导致。值得注意的是，混合相变可能会消失，其临界条件可联立求解等式（4-42）、等式（4-47）和等式

$$\frac{\mathrm{d}^2 y[\theta(\infty)]}{\mathrm{d}\theta^2(\infty)} = 0 \tag{4-54}$$

从图 4-10（b）中发现，任意 λ 都只能使得 $y[\theta(\infty)]$ 与 $\theta(\infty)$ 在 $\theta(\infty)=1$ 相切，无法在 $\theta(\infty)<1$ 的其他地方相切。此外，等式

(4-42)只有一个或者两个非平凡根。这意味着等式(4-42)具有物理意义的根,从一个值跳变为另一个值[如图4-10(b)插图所示],导致$R(\infty)$随λ非连续增长。临界条件求解方法与$T_b \geqslant 3$时的方法一致。由于$y[\theta(\infty)]$只能与$\theta(\infty)$在$\theta(\infty)=1$处相切,则λ_c''和λ_c'都可从等式(4-44)求得。联立等式(4-42)、等式(4-47)和等式(4-54),可得一级相变变为二级相变的临界条件。

4.2.3　实验模拟验证

在模拟中,假设网络规模$N=10000$,平均度$\langle k \rangle = 10$,恢复概率$\gamma=1.0$。相同的动力学过程至少在同一网络上重复2×10^3次,并且在100个不同的网络上模拟。下面分别讨论动力学参量和结构参量所对二元传播阈值模型的影响。

在图4-11中研究了随机规则网络(RRNs)上的二元传播阈值模型。图4-11(a)给出了在不同λ时,活跃者的采纳比例$A_a(t)$和顽固者的采纳比例$A_b(t)$随t的变化。图中的误差棒为标准差。图4-11(b)和(c)分别展示了整个系统、活跃者和顽固者最终的采纳比例$R(\infty)$和相对波动方差v_R随λ的变化。v_R的表达式为等式(2-7)。图4-11(a)和(b)中的形状表示模拟值,线条表示理论值。图4-11(c)中线条表示模拟值。图4-11(b)和(c)中的垂直线条分别表示λ_c''和λ_c'。其他参数设置为$N=10000$,$p=0.3$和$T_b=4$。

在图4-11(a)中发现,采纳阈值异质性导致行为采纳的层次性:活跃者先采纳行为,然后再刺激顽固者采纳行为。当$\lambda=0.5$时,$A_a(t)$只有一个小的峰值,活跃者不能刺激顽固者采纳行为,即$A_b(t)$没有峰值。当$\lambda=0.7$时,$A_a(t)$有一个大的峰值,从而导致

$A_b(t)$ 也出现峰值。采纳阈值异质性可用于解释真实传播过程中的层次现象[85]。边划分方法能很好地预测动力学演化过程。

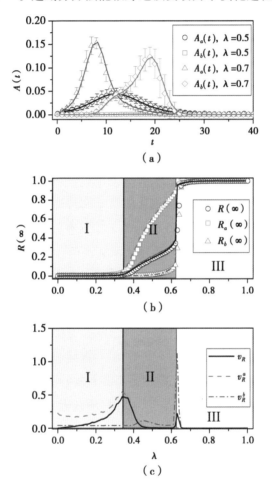

图 4-11　随机规则网络上的二元传播阈值模型

在图 4-11(b)中发现,$R(\infty)$ 随 λ 的变化存在一个混合相变,意味着 $R(\infty)$ 先连续增长再非连续增长。活跃者和顽固者分别导致连续和非连续增长的出现。与第 4.1 节类似,$R(\infty)$ 的非连续增长是由于大量处于亚临界态的顽固者同时采纳行为。临界点 λ_c^{II} 和 λ_c^{I} 将图 4-11（b）—（c）分为三个不同的区域。在区域 I（$\lambda \leqslant \lambda_c^{II}$），只有少许活跃者和顽固者采纳行为；在区域 II（$\lambda_c^{II} < \lambda \leqslant \lambda_c^{I}$），大量活跃者采纳行为，但只有少许顽固者采纳行为。在区域 III（$\lambda > \lambda_c^{I}$），大量的活跃者和顽固者都采纳行为。观察 $R(\infty)$ 的相对波动方差峰值，可得模拟临界点[图 4-11（c）]。例如，v_R 有两个峰值，意味着系统存在两个相变[149]。第一个峰值在 λ_c^{II} 处出现，第二个峰值出现在 λ_c^{I}。边划分方法能很好地预测 λ_c^{I}、λ_c^{II} 和 $R(\infty)$。

下面研究顽固者采纳阈值大小对二元传播阈值模型的影响。图 4-12（a）和（b）分别给出在不同 T_b 时，$R(\infty)$ 和 v_R 随 λ 的变化。图 4-12（a）形状表示模拟值，线条表示理论值。图 4-12（b）线条表示模拟值，当 $T_b = 2$ 时，图中展示的是 $v_R/20$。其他参数设置为 $N = 10000$ 和 $p = 0.3$。

从图 4-12 中发现，顽固者采纳阈值 T_b 对系统相变有很大影响。$R(\infty)$ 随 T_b 减小。当 $T_b = 1$ 时，二元传播阈值模型退化成 SIR 疾病传播模型[31]，系统为连续相变。当 $T_b \geqslant 6$ 时，顽固者难以采纳行为，系统也是连续相变。当 $T_b = 2$ 时，活跃者和顽固者很容易同时采纳行为，导致系统为一级相变。当 $2 < T_b < 6$ 时，系统为混合相变。通过分岔分析等式（4-42），可得系统的相变类型。图 4-12（b）研究相对波动方差 v_R，来确定 λ_c^{II} 和 λ_c^{I} 的模拟值。对于二级相变，v_R 只有一个峰值[图 4-12（b）中 $T_b = 1$ 和 $T_b = 6$]。类似地，对于一级相变，v_R 也只有一个峰值[图 4-12（b）中 $T_b = 2$]。对于混合相变，v_R 有两个峰值[图 4-12（b）中 $3 \leqslant T_b \leqslant 5$]。

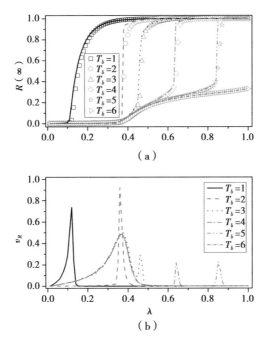

图 4-12　顽固者采纳阈值对二元传播阈值模型的影响

理论能很好地预测 $R(\infty)$，由于有限网络大小的影响，在接近临界点附近，理论值与模拟值差异较大。图 4-13 验证了有限网络大小所带来的影响。图 4-13(a) 和(c) 分别给出了在不同大小的网络上，$T_b = 2$ 时，$R(\infty)$ 和 v_R 随 λ 的变化。图 4-13(b) 和(d) 分别给出了在不同大小的网络上，$T_b = 4$ 时，$R(\infty)$ 和 v_R 随 λ 的变化。图 4-13(a) 和(b) 中的形状为模拟值，线条为理论值。图 4-13(c) 和(d) 的线条表示 v_R 的模拟值。其他参数为 $p = 0.3$。从图 4-13 中发现，理论值和模拟值差异随网络规模 N 减小。

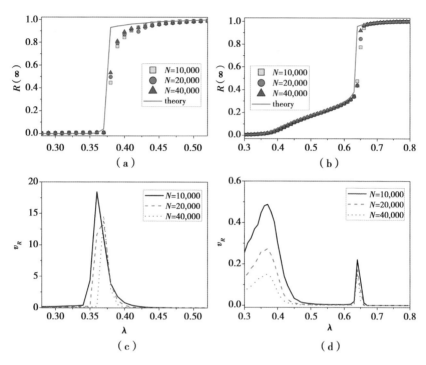

图 4-13　有限尺度对二元传播阈值模型的影响

在图 4-14 中研究了取不同 λ 时，$R(\infty)$ 随 p 的变化。图中的其他参数设置为 $N = 10000$ 和 $T_b = 4$。在图 4-14 中发现，$R(\infty)$ 随 p 增加。通过分岔分析等式(4-42)发现，当 $\lambda = 0.5$ 时，系统为二级相变；当 $\lambda = 0.7$ 和 0.8 时，系统为混合相变。通过观察 v_R，可得 λ_c^I 和 λ_c^{II} 的模拟值。理论值和模拟值能很好吻合。

从上述分析不难发现，λ 和 p 对 $R(\infty)$ 和相变都有显著影响。在平面 (λ, p) 上，图 4-15 展示了 $R(\infty)$ 和相变。图 4-15(a) 和 (b)分别给出了 $R(\infty)$ 的理论值和模拟值。其他参数设置为 $N = 10000$，$p = 0.3$ 和 $T_b = 4$。在图 4-15 中发现，$R(\infty)$ 随 λ 和 p 增加。根据相变类型，平面 (λ, p) 被三条垂直线分为 4 个不同区域。第一

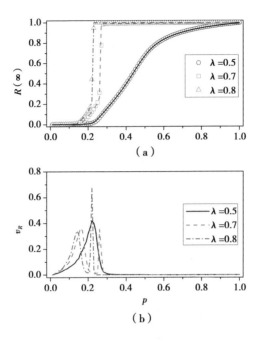

图 4-14 活跃者比例对二元传播阈值模型的影响

条垂直线根据等式(4-46)得到,其余两条垂直线可联立求解等式(4-42)、等式(4-47)和等式(4-54)。在区域 I($p \leqslant p_c^* = 1/9$),只有少许活跃者,不能形成一个极大连通子图。因此,任意的 λ 都无法导致全局行为采纳。当 $p>p_c^*$ 时,网络中可能存在大规模行为采纳,并且系统存在一个交叉现象,即系统相变类型从混合变为二级。此时,全局行为采纳和局域行为采纳由 λ_c^{II} 分开。在区域 II($1/9<p \leqslant 0.15$)中,少许活跃者导致系统存在一个二级相变,即指定 p 时,$R(\infty)$ 随 λ 连续增加。随着 p 进一步增大,在区域 III($0.15<p<0.5$)中,系统存在一个混合相变,即 $R(\infty)$ 随 λ 先连续增加后非连续增加。在区域 IV($p \geqslant 0.5$),一半比例以上的个体为活跃者,一旦他们采纳行为,顽固者将逐渐地采纳行为。因此,$R(\infty)$ 连续

地增长,即系统为二级相变。理论值和模拟值能很好对应。

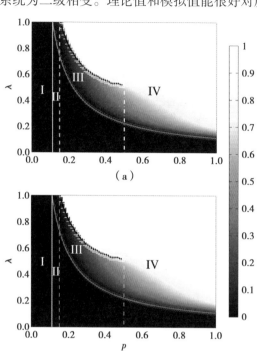

（a）

（b）

图 4-15　当 $T_b=4$ 时,活跃者比例和信息传递概率对二元传播阈值模型的影响

在图 4-12 中已经发现当 $T_b=2$ 时,$R(\infty)$ 随 λ 非连续地增长。因此,在图 4-16 中研究了平面 (p,λ) 上,$R(\infty)$ 和相变的情况。图 4-16(a) 和 (b) 分别给出在平面 (p,λ) 上,$R(\infty)$ 的理论值和模拟值。曲线和圆圈分别表示临界点理论值和模拟值。其他参数设置为 $N=10000$,$p=0.3$ 和 $T_b=2$。在图 4-12 中发现另一个交叉现象:系统相变类型从一级变为二级。与图 4-15 类似,整个平面被分为三个区域。在区域 I ($p\leqslant1/9$) 中,局域行为采纳,即只有少许个体采纳行为;在区域 II ($1/9<p\leqslant0.42$) 中,系统存在一个一级相变,一

定比例的个体在 λ_c^l 之上时同时采纳行为；在区域Ⅲ（$p>0.42$）中，系统存在一个二级相变，即 $R(\infty)$ 随 λ 连续增长。通过分岔分析等式（4-42），可得系统相变类型。

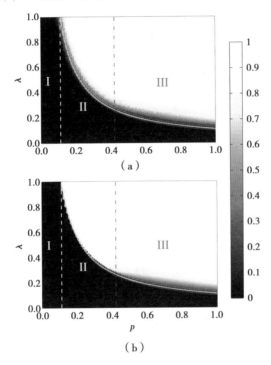

图 4-16　当 $T_b=2$ 时，活跃者比例和信息传递概率对二元传播阈值模型的影响

　　下面研究网络结构参量对二元传播阈值的影响，包括平均度和度分布异质性的影响。首先研究在随机规则网络上，平均度$\langle k \rangle$的影响。在图 4-17（a）和（b）中分别研究了当 $T_b=2$ 和 $T_b=4$ 时，$R(\infty)$ 随 λ 的变化。图中形状表示模拟值，线条表示理论值，其他参数设置为 $N=10000$ 和 $p=0.3$。从图 4-17（a）发现，$\langle k \rangle$越大越利于行为传播。当 $T_b=2$ 时，$\langle k \rangle$不改变相变类型，即 $R(\infty)$ 随 λ 非连续增长。当 $T_b=4$ 时［图 4-17（b）］，相变类型从混合变为二级，

即 $\langle k \rangle = 10$ 为混合相变,$\langle k \rangle = 5$ 时为二级相变。相变类型可通过分岔分析进行理论验证。

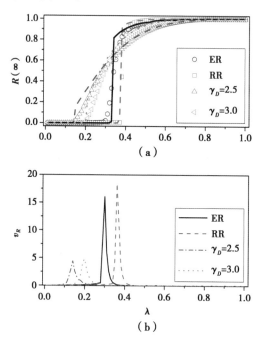

图 4-17   在随机规则网络上,平均度对二元传播阈值模型的影响

接下来研究度分布异质性对二元传播阈值的影响。根据无关联配置网络模型构建度分布 $p(k) \sim k^{-\gamma_D}$ 的无标度网络。其中,平均度 $\langle k \rangle = 10$,最大度 $k_{max} \sim \sqrt{N}$。当 $T_b = 4$ 时,度分布异质性越强,全局行为采纳越容易爆发,即 λ_c^{II} 越小[图 4-18(a)]。因为,度分布异质性越强,网络中会存在更多大度个体和小度个体。大度个体导致行为更容易爆发,而小度个体更难采纳行为,最终导致当 λ 较大时 $R(\infty)$ 较小。例如,当 $\lambda = 0.7$ 时,相比于随机规则网络,行为更容易在度分布指数 $\gamma_D = 2.5$ 的网络上传播。通过分岔分析等式

（4-42）发现，度分布异质性很强时，混合相变消失（如图 4-18 中 γ_D = 2.5 和 3.0 所示的情况）。也就是说，度分布异质性导致系统存在交叉现象：系统相变从混合变为二级。图 4-18（b）展示了当 T_b = 2 时，度分布异质性对二元传播阈值模型的影响。当 λ 较小（较大）时，$R(\infty)$ 随度分布异质性增加（减小）。基于分岔理论，发现度分布异质不改变相变类型。受有限网络大小的影响，在临界点附近理论值和模拟值存在一定的偏差。

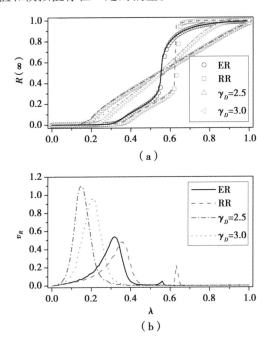

图 4-18　当 T_b = 4 时，度分布异质性对二元传播阈值模型的影响

4.3 有限接触能力对社会传播的影响研究

由于时间、经费和精力等有限非弹性资源的限制[54,240,241]，在真实社会系统中，学者们发现个体呈现出有限的接触能力，即在短时间内个体只能与部分邻居接触。在 Facebook 通讯网络中，Golder 等发现每个时刻用户只会与少许朋友交流，尽管他们有很多好友[242]。在科学家合作网络中，短时间内科学家通常也只与少许合作者共著论文[243,244]。在性关系网络中，由于道德和生理限制，个体难以在同一时刻与他的所有性伴侣性交[245,246]。已有一些工作研究了有限接触能力对一些马尔科夫传播动力学的影响，比如疾病传播[39,205,247]。由于接触能力被限制，他们发现疾病爆发阈值增加[247]。此时，有限接触能力还导致边的有效传递概率具有很强的异质性，从而使得理论预测容易与模拟值偏差较大，尤其是对于度分布异质性很强的网络。

对于社会传播，个体是否采纳行为取决于他累积收到的行为信息次数[79,192]。一旦个体接触能力被限制，行为信息传递也将被限制，从而也会影响社会传播过程。目前，仍旧缺乏系统地研究接触能力对社会传播的影响。第 4.3 节首先拓展了传播阈值模型，并且假设个体只能把行为信息传递给他的部分邻居。为了能定量地研究这一模型，本节拓展了一套异质边划分方法。理论分析和实验模拟发现，行为采纳比例随接触能力的增强而增大。此外，系统存在一个交叉现象：行为采纳增长方式可从连续变为非连续。增加接触能力，交叉现象只能在度分布指数大于某一临界点之上才能观察到。当度分布指数小于该临界度分布指数时,行为采纳比例连续增长。理论方法能很好地预测上述现象。

4.3.1　有限接触能力传播阈值模型

每个时刻,个体只能处于易感态(S)、采纳态(A)或恢复态(R)。每个个体都具有一个相同的采纳阈值 T。在初始时刻,随机选择 ρ_0 比例的个体处于采纳态,其余个体都处于易感态。记 $f(k')$ 表示度为 k' 的个体 v 的接触能力。$f(k')$ 越大,表明他有更多的机会与邻居接触。若 $f(k') < k'$,则个体 v 的接触能力受限,那么他的接触能力为 $f(k')$。若 $f(k') \geq k'$,则 v 能接触所有邻居,即 $f(k') = k'$。

利用同步更新方法来更新每个时刻个体的状态[145]。每个时间步,采纳态个体 v 首先随机选择 $f(k')$ 个邻居接触,并尝试将行为信息传递给这些被选中的个体 u。若 u 处于易感态,则 v 以概率 λ 将信息传递给 u;否则,不传递信息。若 v 将信息成功传递给 u,则 u 的累积信息次数增加 1,并且不允许 u 和 v 之间再传递信息。若 $m \geq T$,则在下一时刻 u 采纳行为。从上述描述不难发现,该模型具有记忆性。采纳态个体 v 将对行为失去兴趣,以概率 γ 变为恢复态。当系统中不再有采纳态个体时,传播过程结束。

4.3.2　异质边划分理论分析

有限接触能力的传播阈值模型导致现有的理论难以刻画。一方面,在模型中假设个体采纳行为取决于他累积收到的非冗余信息次数,从而导致传播过程具有非马尔科夫特性。另一方面,有限接触能力导致每条边的有效传播概率具有很强的异质性,尤其是对于度分布异质性很强的网络。有效传播概率包括两个方面:①每条边被选择的概率为 $f(k')/k'$, k' 表示采纳者的度大小;②信息通过被选中的边传递信息的概率为 λ。因此,个体 v 的一条边的有效传递概率为 $\lambda f(k')/k'$。

第 4.3.2 节拓展了一套异质边划分方法。在理论中假设,网络稀疏并且无度关联。记 $S(t)$、$A(t)$ 和 $R(t)$ 分别表示在 t 时刻,处于易感态、采纳态和恢复态个体的比例。受空穴理论的启发[165,168],令个体 u 处于空穴态,即他不能将信息传递给邻居,但可接收邻居给他传递的信息。记 $\theta_k(t)$ 表示度为 k' 的个体 v 截止 t 时刻,仍然没有将信息传递给 u 的概率。在异质网络中,采纳态个体通常具有不同大小的度,则 θ_k 取值也有所不同。因此,称这一理论方法为异质边划分方法。考虑个体 v 各种不同大小的度,则个体 u 截止 t 时刻仍然没有接收到邻居消息的概率为

$$\theta(t) = \sum_{k'=0} \frac{k'P(k')}{\langle k \rangle} \theta_{k'}(t) \tag{4-55}$$

其中,$k'P(k')/\langle k \rangle$ 表示在无关联网络中,u 连接到度为 k' 的个体 v 的概率。因此,截止 t 时刻,度为 k 的个体累积收到 m 次信息的概率为

$$\phi(k,m,t) = (1-\rho_0)\binom{k}{m}[\theta(t)]^{k-m}[1-\theta(t)]^m \tag{4-56}$$

从第 4.3.1 节可知,当 u 累积收到信息次数低于 T 时,他仍然处于易感态。因此,在 t 时刻,个体 u 处于易感态的概率为

$$s(k,t) = \sum_{m=0}^{T-1} \phi(k,m,t) \tag{4-57}$$

考虑所有情况下的 k，可得网络在 t 时刻易感态个体比例为

$$S(t) = \sum_k p(k)s(k,t) \tag{4-58}$$

类似地，在 t 时刻累积收到 m 次信息的个体比例为

$$\Phi(m,t) = \sum_{k=0} p(k)\phi(k,m,t) \tag{4-59}$$

根据 $\theta_{k'}(t)$ 的定义，它可进一步写成

$$\theta_{k'}(t) = \xi_{k'}^S(t) + \xi_{k'}^A(t) + \xi_{k'}^R(t) \tag{4-60}$$

其中 $\xi_{k'}^S(t)$、$\xi_{k'}^A(t)$ 和 $\xi_{k'}^R(t)$ 分别表示度为 k' 的个体处于易感态、采纳态和恢复态，并且截止 t 时刻没有将信息传递给邻居的概率。

易感态个体 v 不能将信息传递给邻居 u。由于 u 处于空穴态，它也不能将信息传递给 v。因此，v 只能从其余 $k'-1$ 个邻居获知信息。与等式(4-56)类似，截止 t 时刻，个体 v 累积收到 m 次信息的概率为

$$\tau(k',m,t) = (1-\rho_0)\binom{k'-1}{m}[\theta(t)]^{k'-m-1}[1-\theta(t)]^m \tag{4-61}$$

进一步可知，个体 v 处于易感态的概率为

$$\xi_{k'}^S(t) = \sum_{m=0}^{T-1} \tau(k',m,t) \tag{4-62}$$

若度为 k' 的个体 v 通过一条边传递信息，则 $\theta_{k'}(t)$ 不再满足定义。个体 v 将信息传递给 u 需满足：①连接这两个体的边被选中，其概率为 $f(k')/k'$；②信息通过这条边传递，其概率为 λ。因此，$\theta_{k'}(t)$ 的演化方程为

$$\frac{\mathrm{d}\theta_{k'}(t)}{\mathrm{d}t} = -\frac{\lambda f(k')}{k'}\xi_{k'}^A(t) \tag{4-63}$$

若 $f(k')$ 大于 k'，则令 v 接触所有邻居，即 $f(k')=k'$。

根据第 4.3.1 节中的模型描述，ξ_k^R 增长需同时满足：①采纳态

个体 v 没有通过一条边将信息传递给 u,②v 以概率 γ 变为恢复态。对于第一个条件,有两种可能。第一种可能:个体 u 和 v 之间的连边被选中,但是没有传递信息,其概率为 $(1-\lambda)f(k')/k'$。第二种可能:个体 u 和 v 之间的连边没有被选中,其概率为 $1-f(k')/k'$。基于上述分析,$\xi_{k'}^R$ 的演化方程为

$$\frac{\mathrm{d}\xi_{k'}^R(t)}{\mathrm{d}t}=\gamma\xi_{k'}^A(t)\left[1-\frac{\lambda f(k')}{k'}\right] \tag{4-64}$$

联立等式(4-63)和等式(4-64)以及初始条件 $\theta_{k'}(0)=1$ 和 $\xi_{k'}^R(0)=0$,可得

$$\xi_{k'}^R(t)=\gamma\left[1-\theta_{k'}(t)\right]\left[\frac{k'}{\lambda f(k')}-1\right] \tag{4-65}$$

根据等式(4-60)、等式(4-62)、等式(4-63)和等式(4-65),可得

$$\frac{\mathrm{d}\theta_{k'}(t)}{\mathrm{d}t}=-\frac{\lambda f(k')}{k'}\left[\theta_{k'}(t)-\sum_{m=0}^{T-1}\tau(k',m,t)\right]$$
$$+\gamma\left[1-\theta_{k'}(t)\right]\left[1-\frac{\lambda f(k')}{k'}\right] \tag{4-66}$$

根据第4.3.1节中的模型描述,采纳态和恢复态个体比例的演化方程分别为等式(4-13)和等式(4-14)。根据等式(4-58)、等式(4-13)和等式(4-14),可得各类个体比例随时间的变化。

当 $t\to\infty$ 时,所有节点的状态不再发生变化。为了得到 $R(\infty)$,首先根据等式(4-66)得到 $\theta_{k'}(\infty)$,即

$$\theta_{k'}(\infty)=\sum_{m=0}^{T-1}\tau(k',m,t)+\gamma\left[1-\theta_{k'}(\infty)\right]\left[\frac{k'}{\lambda f(k')}-1\right] \tag{4-67}$$

然后,将 $\theta_{k'}(\infty)$ 代入等式(4-55)—(4-58)中,可得 $S(\infty)$ 和 $R(\infty)=1-S(\infty)$。

　　另一个重点关注的问题是全局行为采纳的临界条件。全局行为采纳是指一定比例的个体采纳行为,与之对应的局域行为采纳是指少许个体采纳行为。与生物传播类似,定义临界信息传递概率 λ_c。当 $\lambda \leqslant \lambda_c$ 时,局域行为采纳;当 $\lambda > \lambda_c$,全局行为采纳。下面讨论几组不同 ρ_0 和 T 时的情况。

　　当 $\rho_0 \to 0$、$T = 1$ 时,$\theta_{k'}(\infty) = 1$ 是等式(4-67)的一个平凡根。当改变其他参量时(比如 λ),系统可能出现全局的行为采纳。出现全局行为采纳的条件为等式(4-67)存在一个非平凡根 $\theta_{k'}(\infty) < 1$。在 $\theta_{k'}(\infty) = 1$ 附近对等式(4-67)线性化,并且对 k' 加权求和,可得临界信息传递率

$$\lambda_c = \frac{\gamma \langle k \rangle H(k)}{\langle k^2 \rangle - (2 - \gamma) \langle k \rangle} \tag{4-68}$$

其中,

$$H(k) = \sum_{k'} \frac{k'^2 P(k')}{\langle k \rangle f(k')} \tag{4-69}$$

　　值得注意的是,λ_c 与度分布 $p(k)$、接触能力 $f(k')$ 和恢复概率 γ 紧密相关。在异质网络中,大度个体以更大的概率采纳行为。因此,λ_c 随度分布异质性减小。然而,λ_c 随 $f(k')$ 增加。此外,γ 也会影响 λ_c / γ[147]。λ_c / γ 随 γ 增加。若 $f(k') \geqslant k'$,则等式(4-68)为疾病爆发阈值。若每个个体接触能力都为 c,并且 $T = 1$,则 λ_c 为文献[247]中模型的爆发阈值。

　　当 $\rho_0 \to 0$、$T > 1$ 时,$\theta_{k'}(\infty) = 1$ 是等式(4-67)的一个根。然而,在 $\theta_{k'} = 1$ 处,等式(4-67)的左右两端却永远不可能相切,意味着少许种子不能激发全局行为采纳,这与第 4.1 节中的结论一致。随着 ρ_0 的增加,在不同的 T 时,$R(\infty)$ 随 λ 有不同的增长形式,即 $R(\infty)$

随 λ 可连续增长或非连续增长。通过分岔分析等式(4-67)发现:
当 $k=1$ 时,$R(\infty)$ 连续增长;当 $k>1$ 时,$R(\infty)$ 可能非连续增长。

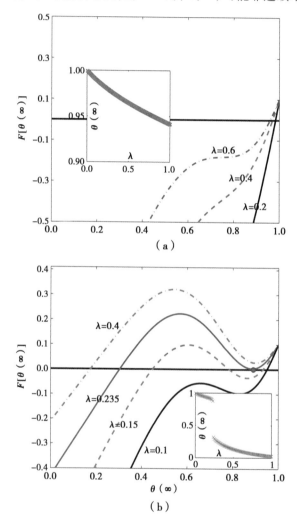

图 4-19 图解法求等式(4-67)的根

图 4-19 中展示了在随机规则网络上,等式(4-67)的求解示意

图。其他参数设置为$\langle k \rangle = 10, \rho_0 = 0.1, k = 3$ 和 $\gamma = 0.1$。当 $c = 1$ 时，在任意 λ 下，等式(4-67)都只有一个根，如图 4-19(a)所示。此时，$\theta(\infty)$ 随 λ 连续减小，如图 4-19(a)的插入图所示，从而导致 $R(\infty)$ 连续增长。当 $c = 8$ 时，等式(4-67)的根的个数随 λ 变化[图 4-19 (b)]，其根的个数为 1 或者 3，这意味着系统存在鞍点分岔。通过分岔分析等式(4-67)发现，系统存在一个尖点突变，即 $\theta(\infty)$ 从一个值突然变为另一个值，如图 4-19(b)插入图所示。此时，$R(\infty)$ 随 λ 非连续增加。当 λ 较小时(如 $\lambda = 0.1$)，等式(4-67)只有一个根。随着 λ 增加，等式(4-67)有三个根，但只有最大的稳定根才具有物理意义。在非连续临界点 $\lambda_c^l = 0.235$ 时，等式(4-67)的根为切点。当 $\lambda > \lambda_c^l$ 时，等式(4-67)的根从 $\lambda = \lambda_c^l$ 突然减小到一个很小的值，导致 $R(\infty)$ 非连续增加。用类似的讨论方法，可得在其他情况下 $R(\infty)$ 的增长形式及 λ_c^l。

4.3.3　实验模拟验证

相同的模拟在每个网络上重复 2×10^3 次，并且在 100 个网络上重复实验。利用配置网络模型方法构建度分布为 $p(k) \sim k^{-\gamma_D}$ 的无标度网络，最大度 $k_{max} \sim \sqrt{N}$。令网络规模和平均度分别为 $N = 10000$ 和 $\langle k \rangle = 10$，所有个体具有相同的接触能力 $f(k) = c$，恢复概率 $\gamma = 0.1$。首先，在图 4-20 中研究强异质性网络上，T 和 c 对 $R(\infty)$ 的影响。图中其他参数设置为 $\gamma_D = 2.1, \gamma = 0.1$ 和 $\rho_0 = 0.1$。从图 4-20 中发现，$R(\infty)$ 随 T 减小。因为 T 越大，个体需要收到更多的行为信息才能采纳行为。一旦接触能力 c 增加，采纳态个体具有更多的机会将信息传递给邻居，从而导致 $R(\infty)$ 增大。理论值能很好地与模拟值吻合。

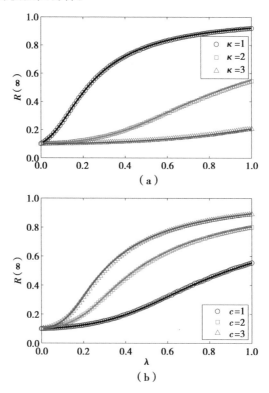

图 4-20　在度分布异质性强的网络上,信息传递率和接触能力

对行为采纳比例的影响

　　另一个有趣的问题是,$R(\infty)$ 随 λ 的增长形式。如图 4-20 所示,当度分布异质性很强时(即 $\gamma_D = 2.1$),$R(\infty)$ 随 λ 连续增长。$R(\infty)$ 的增长形式可以通过两种方法得到:①分岔分析等式(4-67)(图 4-19),②分析亚临界状态个体比例(图 4-21)。根据第 4.1 节可知,当一定比例的亚临界态个体按同时采纳行为时,$R(\infty)$ 非连续增长。图 4-21 展示了亚临界个体比例 $\Phi(T-1, \infty)$ 随 λ 的变化,发现 $\Phi(T-1, \infty)$ 随 λ 先连续增长再连续减小。因为,在强度分布

异质性网络中,存在少许大度个体,使得亚临界态个体逐渐地采纳行为,最终导致 $R(\infty)$ 随 λ 连续增长。

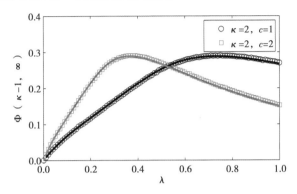

图 4-21　在度分布异质性强的网络中,亚临界态个体比例随信息传递率的变化

在图 4-22 中展示度分布异质性较弱的网络上的行为传播。图中令 $\gamma_D = 4.0, \gamma = 0.1$ 和 $\rho_0 = 0.1$。与 $\gamma_D = 2.1$ 类似,$R(\infty)$ 随 T 减小,但随 c 增加。$R(\infty)$ 随 λ 的增长形式存在一个交叉现象:从连续增长变为非连续增长,如图 4-22(b)所示。当 $c = 1$ 较小时,$R(\infty)$ 随 λ 连续增长;当 $c = 8$ 较大时,$R(\infty)$ 随 λ 非连续增长。

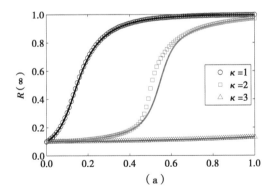

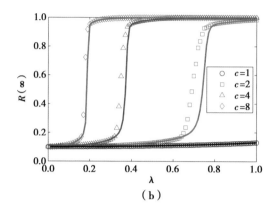

（b）

图 4-22　在度分布异质性较弱的网络中,信息传递率和接触

能力对行为采纳比例的影响

在图 4-23 中分析了当 $\gamma_D = 4.0$ 时,$\Phi(T-1,\infty)$ 随 λ 的变化。当 $c=1$ 时,$\Phi(T-1,\infty)$ 随 λ 连续减小,导致 $R(\infty)$ 连续增加;当 $c=8$ 时,$\Phi(T-1,\infty)$ 随 λ 先连续增加,在 λ_c 处达到峰值,再略微地增大 λ,导致 $\Phi(T,\infty)$ 同时采纳行为,最终使得 $R(\infty)$ 非连续增长。

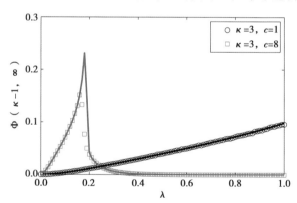

图 4-23　度分布异质性弱的网络,最终亚临界态个体比例随信息传递率的变化

图 4-24 研究了不同 c 下,γ_D 和 λ 对行为传播的影响。图 4-24 （a）和（c）中分别展示当 $c=1$ 和 $c=8$ 时,$R(\infty)$ 随 $\lambda-\gamma_D$ 的模拟值,

图 4-24(b)和(d)分别表示相对应的理论值。从图 4-24(a)和(b)中发现：当 $c=1$ 时，$R(\infty)$ 随 λ 连续增长，即 $R(\infty)$ 的增长形式与网络结构无关。在图 4-24(c)和(d)中发现：当 $c=8$ 时，系统存在一个交叉现象，$R(\infty)$ 随 λ 的增长形式从连续变为非连续。更为具体地讲，存在一个临界指数 γ_D^c。当 $\gamma_D \leqslant \gamma_D^c$ 时，$R(\infty)$ 连续增长［如图 4-24(c)和(d)中的区域 Ⅰ］；当 $\gamma_D > \gamma_D^c$ 时，$R(\infty)$ 非连续增长［如图 4-24(c)和(d)中的区域 Ⅱ］。通过分岔分析等式(4-67)，可得 γ_D^c。由于 γ_D 越小，网络中存在越多大度个体。因此，在区域 Ⅱ 中发现，λ_c^l 随 γ_D 增大。分岔分析等式(4-67)，可得 λ_c^l 的理论值。通

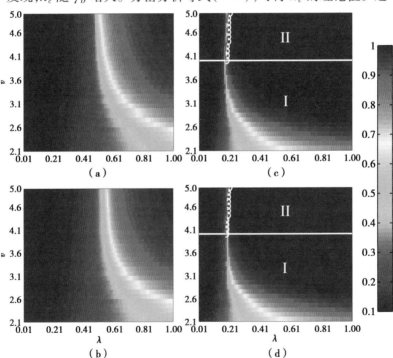

图 4-24　行为采纳比例随信息传递率和度分布指数的变化

过观察迭代次数的峰值,可得 λ_c^l 的模拟值(见第 4.1 节)。无论度分布异质性有多强,理论值都能很好地与模拟值吻合,其相对误差低于 1.8%。对于度分布异质性强的网络,大度个体更容易采纳行为,导致理论中的假设更合理,即每条边被选中的概率为 $f(k')/k'$。然而,对于度分布异质性弱的网络,大量的小度个体导致这一假设并非很严格,从而导致理论值和模拟值有一定的偏差。

4.4　本章小结

在社会传播动力学中,基于非冗余信息记忆的加强效应是很常见的。本章基于非冗余信息记忆的社会传播模型,系统地研究了记忆性对行为采纳比例和增长形式的影响。非冗余信息记忆有两个特性:①不允许通过一条边多次成功地传递信息,②每个个体可以记住他累积收到的非冗余信息次数。

在第 4.1 节中,首先提出了一个基于非冗余信息记忆的社会传播模型。非冗余信息记忆导致现有理论难以准确地描述,因此第 4.1 节还拓展了一套准确的边划分方法来刻画这一社会传播过程。通过研究传播阈值模型、关联传播阈值模型和广义社会传播模型,发现理论方法能准确地刻画动力学过程。第 4.1 节以传播阈值模型为例,研究了行为采纳比例 $R(\infty)$ 和它随 λ 的增长形式。理论分析和实验模拟发现,降低行为采纳阈值、增加初始种子比例或增加平均度,都会促进行为传播范围。度分布异质性对 $R(\infty)$ 的影响较为复杂:当 λ 较小时,度分布异质性促进行为采纳;当 λ 较大时,度分布异质性抑制行为采纳。此外,$R(\infty)$ 随 λ 呈现出连续或非连续两种不同的增长形式。改变个体采纳阈值、初始种子比例或度分布异质性,导致两种不同增长形式相互转变。比如,增加个体采纳阈值、初始种子比例或增强度分布异质性,$R(\infty)$ 随 λ 的增长形式从非连续变为连续。当个体采纳阈值与度大小为负关联时,$R(\infty)$ 随 λ 非连续增长。通过分岔分析方法和亚临界态个体比例,可以验证 $R(\infty)$ 随 λ 的增长形式。

　　由于个体之间具有不同的特性,因此在第 4.2 节中研究了采纳阈值异质性对社会传播的影响。为便于研究,首先提出了一个二元传播阈值模型。在模型中,假设 p 比例的个体采纳阈值为 $T_a = 1$,称为活跃者;其余个体采纳阈值为 $T_b \geqslant 1$,称为顽固者。首先研究了在随机规则网络上的传播,发现异质行为采纳阈值对 $R(\infty)$ 有显著影响,如 $R(\infty)$ 随 T_b 减小。采纳阈值异质性导致行为采纳出现层次现象:活跃者先采纳行为,再刺激顽固者采纳行为。系统中可出现一级、二级及混合相变。当 $T_b = 1$ 时,模型为 SIR 疾病传播模型,系统为二级相变;当 $T_b = 2$ 时,系统为一级相变;当 $T_b \geqslant 3$ 时,系统为混合相变,即 $R(\infty)$ 随 λ 先连续增长再非连续增长。当改变 p 时,系统出现两种不同的交叉现象:当 $T_b = 2$ 时,相变从一级变为二级;当 $T_b \geqslant 3$ 时,相变从混合变为二级。此外,网络结构对 $R(\infty)$ 和相变也有影响。增加随机规则网络平均度 $\langle k \rangle$:当 $T_b = 2$ 时,系统相变不发生改变;当 $T_b = 4$ 时,系统相变从二级变为混合。度分布异质性对 $R(\infty)$ 的影响分为两种情况:当 λ 较小时,度分布异质性促进行为传播;当 λ 较大时,度分布异质性抑制传播。当 $T_b = 2$ 时,度分布异质性不改变相变类型;当 $T_b \geqslant 3$ 时,增加度分布异质性导致相变类型从混合变为二级。

　　由于精力有限,人们在短时间内只能与少许邻居接触,进而影响社会传播。因此,第4.3节研究了有限接触能力对社会传播的影响。通过异质边划分方法和大量的实验模拟,发现有限接触能力会抑制传播。有趣的是,系统存在一个交叉现象: $R(\infty)$ 随 λ 的增长形式可从连续变为非连续。对于无关联配置网络,系统存在一个临界度分布指数 γ_D^c。当度分布指数大于它时,增加接触能力会出现这一交叉现象;否则, $R(\infty)$ 随 λ 连续增长。

研究现实生活中的社会传播极具挑战性和趣味性。本章研究了基于非冗余信息记忆的社会传播模型,并拓展了一套边划分方法来刻画这一非马尔科夫过程,还系统地研究了网络结构异质性、平均度、异质采纳阈值和有限接触能力对社会传播的影响。本章结果加深了人们对社会传播的理解和认识,理论方法为研究其他非马尔科夫动力学过程提供了一定的借鉴意义。然而,一些极具挑战性的问题仍待探究。比如,考虑基于网络局域结构记忆的加强效应,冗余信息对社会传播的影响,大众媒体[248],以及考虑更真实复杂的网络结构特性带来的影响,包括集群系数[48,180]、多层网络[51,155,249]和时序网络[54,250,251]等。

第 5 章　复杂网络上的社会—生物传播研究

第 3 章和第 4 章已经分别研究了生物和社会单独传播的情况，而在真实社会中它们相互影响、共同演化。例如，疾病爆发会引发关于疾病的消息扩散。在疾病爆发初期，当个体从邻居获知关于疾病的消息时，他将采取措施保护自己，从而抑制疾病传播[115-117]。2003 年，SARS 在中国爆发，当人们获知这一信息后采取各种简单有效的措施保护自己，诸如戴口罩或待在家中[252]。为了理解信息扩散是如何影响疾病传播，更广泛地说，社会传播是如何与生物传播共同演化，便形成了网络传播动力学研究的一个新方向——社会—生物传播[120]。

本章分为 3 个小节来系统地研究社会—生物共演化动力学，并利用信息扩散来控制疾病传播，还分析网络结构对传播所带来的影响。通过分析信息—疾病共演化真实数据的时间序列，第 5.1 节中发现这两个动力学之间存在一种非对称耦合作用。基于这一发现，第 5.2 节研究一个通讯—接触网络上的信息—疾病传播动力学，并拓展一套异质平均场理论来描述该模型。在模型中，假设节点采取免疫措施时基于一种简单的免疫机制，即它只需通过通讯网络验证自身是否有被疾病感染的可能。然而，在真实社会中，免疫通常具有一定的风险和代价，理性的人会通过各种渠道来验证自身所处情况。鉴于此,第 5.3 节中,我们考虑一种更真实的免疫策略,即复杂的多源信息确认的免疫机制,也就是说,节点采取免疫措施时,需要在通讯网络和接触网络中同时确认自身是否处于危险之中。第 5.3 节还将拓展一套异质平均场理论来刻画该模型。

5.1　社会—生物传播真实数据分析的研究

社会—生物传播是网络传播动力学的另一个研究热点,旨在揭示信息—疾病共演化动力学的传播机制和规律,并利用信息扩散控制疾病传播,引起了学者们的广泛关注[77,253-257]。Funk 等最早研究这一方向,他们提出一个疾病传播模型,并考虑信息扩散对疾病传播的影响[115,122]。他们发现在均匀混合人群中,由于信息扩散,疾病传播范围被大幅度减小。当信息扩散能有效地改变疾病传播率或恢复率时,疾病爆发阈值增加。基于这一研究思路,学者们提出了双层耦合网络上的信息—疾病传播模型。通常,两个网络拓扑结构有很大的差异性。学者们发现,当双层耦合网络的重叠度和模块系数都很大时,信息扩散不改变疾病爆发阈值[115,122]。Funk 等还考虑了两个疾病先后在重叠网络上的传播,发现第一个传播动力学可以抑制第二个传播动力学[258]。Marceau 等利用点对近似方法,来研究两个非对称耦合动力学的演化过程[108]。在完全重叠耦合网络上,Karrer 和 Newman 研究了两个疾病传播过程,发现系统存在一个共存区间,使得两个动力学都能感染一定比例的节点[106]。最近,Granell 等发现在信息—疾病共演化动力学中,疾病爆发存在一个特殊的临界点,其值与信息传播动力学和多层耦合网络结构密切相关[77]。

　　然而,这些模型通常假设信息扩散和疾病传播之间存在非对称耦合作用机制,但是却未从真实数据中得以证实。因此,本节将分析信息—疾病耦合传播的共演化真实数据,发现它们之间存在着非对称耦合作用,即信息扩散抑制疾病传播,而疾病传播促进信息扩散。

　　在现实社会中,人们可以通过面对面交流和在线网络(如Facebook和Twitter)来获取关于疾病的信息。由于互联网的迅速发展,搜索引擎使每个人都可获得关于疾病的实时讯息。通过搜索引擎,病人可以得知快速康复的方法,健康人则可以获取保护自己的方法。

　　为了分析真实社会中信息—疾病传播的耦合机制,本节将分析真实数据。数据源于美国 2010 年 1 月 3 日到 2013 年 9 月 21 日,共 200 周关于流行病传播的数据,包括每周病人去门诊的访问量(ILI)和 Google 流行病趋势(GFT)的访问量。先前研究表明,利用 GFT 可以预测流行病爆发[259]。由于所有人都可以用 Google 来获知关于疾病的信息,因此假设关于疾病的信息量与 GFT 的访问量成正比。关于数据的更多描述见文献[259]。

　　图 5-1(a)展示了真实信息演化的时间序列 $n_G(t)$ 和疾病演化的时间序列 $n_D(t)$。从宏观上来讲,信息和疾病演化趋势类似,这意味着 GFT 能有效地预测疾病传播[259-261]。为了探究信息—疾病共演化机制,图 5-1 还进一步从微观角度来研究它们的时间序列,即研究 $n_G(t)$ 的相对增长速率 $v_G(t)$,定义为

$$v_{G(t)} = \frac{n_G(t+1) - n_G(t)}{n_G(t)} \tag{5-1}$$

类似地,$n_D(t)$ 的相对增长速率 $v_D(t)$ 定义为

$$v_{D(t)} = \frac{n_D(t+1) - n_D(t)}{n_D(t)} \tag{5-2}$$

当 $v_G(t) > 0 [v_D(t) > 0]$ 时,$n_G(t) [n_D(t)]$ 随时间 t 呈递增趋势;相反,$n_G(t) [n_D(t)]$ 随时间呈递减趋势。图 5-1(b)展示了 $v_G(t)$ 和 $v_D(t)$ 的演化,发现 $v_G(t)$ 和 $v_D(t)$ 存在相同或相反的变化趋势。例如,在第 53 周(第 153 周)时,$v_G(53) > 0 [v_G(153) > 0]$ 和 $v_D(53) < 0 [v_D(153) > 0]$。因此,GFT 和 ILI 有相反(相同)的变化趋势。

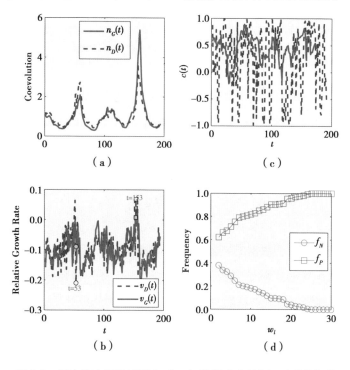

图 5-1　门诊的访问量(ILI)和 Google 流行病趋势(GFT)的访问量

为了量化信息和疾病演化趋势的关联性,这里引入交叉关联性 $c(t)$ 来分析给定时间窗口大小 w_l 内 $v_G(t)$ 和 $v_D(t)$ 的关联

性[262]。具体来讲,利用 Pearson 关联系数来刻画时间序列 $\{v_G(t),v_G(t+1),\cdots,v_G(t+w_l)\}$ 和 $\{v_D(t),v_D(t+1),\cdots,v_D(t+w_l)\}$ 的关联性。当 $c(t)>0$ 时,信息—疾病在时间窗口 w_l 内变化趋势相同;当 $c(t)<0$ 时,信息—疾病在时间窗口 w_l 内变化趋势相反。从图 5-1(c)中发现,在不同时间窗口大小 $w_l=3$ 和 $w_l=20$ 时,$c(t)$ 可以为正,也可以为负。因为当个体一旦被疾病感染或知晓有人患病时,就会通过搜索引擎去搜索与疾病相关的信息,从而促进信息扩散,即 GFT 和 ILI 有相同的变化趋势。当人们获知与疾病相关的信息时,他们将采取措施保护自己,从而抑制疾病传播,进一步使 GFT 和 ILI 的变化趋势相反。因此,信息—疾病耦合传播动力学之间存在非对称耦合作用。具体来讲,疾病传播促进信息传播,信息传播抑制疾病传播。图 5-1(d)给出了负关联比例 f_P 和正关联比例 f_N 随 w_l 的变化趋势,发现 $f_P(f_N)$ 随 w_l 增加(减小)。因为个体采取措施保护自己时,通常只依赖于最近获知的信息。因此,信息—疾病传播中的非对称作用只存在于短时间内。

5.2　双层网络上社会—生物非对称耦合动力学研究

根据第 5.1 节所揭示的非对称耦合机制,第 5.2 节构建一个通信—接触双层网络上的信息—疾病传播模型,主要关注以下三个方面:①两个传播动力学所在的网络结构。现有研究通常假设两个传播动力学在同一网络上传播,这与实际生活有一定的差异。例如,在现代社会中,信息可以通过电话网络和因特网等扩散[58,263],而疾病通常在物理接触网络上传播[264]。因此,描述信息—疾病传播动力学时,最好运用双层耦合网络描述接触形式[52,265-268]。每层网络具有不同的结构特性,层间可具有不同的耦合方式,如层间相似性[269]、多依赖关系[270]和层间度关联[271]。②耦合动力学之间非对称作用[272],这与对称作用截然不同[108]。例如,疾病传播会导致与疾病相关的信息产生,从而促进信息扩散[115];然而,信息扩散导致更多人获知信息,从而抑制疾病传播[255]。③两个传播动力学同时演化,并相互影响[108]。

现有工作通常单独地研究上述三方面,发现每一方面都对信息扩散和疾病传播有显著影响[108,122,273]。然而,仍然缺乏一个统一的框架,同时考虑上述三方面。第5.2节系统地研究这三方面对信息—疾病耦合传播动力学的影响。理论分析和实验模拟发现,爆发阈值和最终传播范围都受到另一个传播动力学的影响。具体来讲,接触网络上的疾病爆发可导致通讯网络上的信息爆发,信息扩散能有效地增加疾病爆发阈值,从而使得疾病更难以在接触网络上传播。当层间存在度关联时,信息爆发阈值不变,但疾病爆发阈值增大。

5.2.1 信息—疾病非对称耦合传播模型

通讯—接触耦合网络是多层网络的一类典型代表[274]。在此类网络中,个体不仅可以通过物理接触网络与朋友接触,还可以通过通讯网络与朋友交互信息。通常,接触网络和通讯网络的结构有很大的差异。例如,在真实社会中,宅男只有少数的朋友,却有很多网友,导致他们在通讯网络中具有更大的度。

按照如下方式构建具有层间度关联的通讯—接触耦合网络。

首先,构建两个具有相同节点数量的子网 A 和 B,分别用于表示通讯网络和接触网络。每层网络具有不同的内部结构(如平均度和度分布)。然后,网络 A 和网络 B 中的每个节点按照一定规则一一匹配。

对于无关联双层耦合网络,两层网络的度分布完全独立。然而,在层间关联耦合网络中,两层网络的度分布具有一定的关联性。对于完全正关联网络,一层网络中的中心节点必定是另一层网络的中心节点。利用 Spearman 排序系数来定量地刻画层间的度关联,其定义[271,275] 为

$$m_s = 1 - 6\frac{\sum_{i=1}^{N}\Delta_i^2}{N(N^2-1)} \tag{5-3}$$

其中,N 为网络规模,Δ_i 表示第 i 个节点根据度大小在两层网络中排序后的位置差异值。当网络 A 和网络 B 中的节点随机匹配时,$m_s \approx 0$。此时,通讯—接触耦合网络无层间度关联。当两个网络中节点的按照度大小排序后位置完全相同时,$m_s \approx 1$。此时,层间度关联为最大正关联,即网络 A 中的中心节点与网络 B 中的中心节点匹配。对于层间最大负关联时,网络 A 中的中心节点与网络 B 中最小度节点匹配。此时,$m_s \approx -1$。

通过分析真实数据发现,信息扩散和疾病传播之间存在着非对称耦合作用。在通讯网络 A 上的信息扩散,可用经典的 SIR 疾病传播模型描述[188]。在信息扩散中,感染态节点表示它已经被告知了信息,并且乐意将信息传递给邻居。换句话说,感染态也可称为告知态。具体的描述过程与第 2.2.1 节中 SIR 模型一致。其中,感染概率记为 β_A,恢复概率记为 γ_A。有效信息传递概率为 $\lambda_A = \beta_A / \gamma_A$。为引入疾病传播促进信息扩散这一耦合机制,假设网络 B 中

的节点被疾病感染时,它在网络 A 中的耦合节点也收到信息。

　　网络 B 上的疾病传播用 SIRV 模型[255]描述。其中,V 表示免疫态。疾病传播模型中的 SIR 部分与经典 SIR 模型一样。记疾病传递率为 β_B,恢复率为 γ_B。有效疾病传递概率为 $\lambda_B = \beta_B / \gamma_B$。若网络 B 中的节点处于易感态,并且它在网络 A 中的耦合节点处于感染态(告知态),则它以概率 p 被免疫。因此,通讯网络上的信息扩散抑制接触网络上的疾病传播。两个动力学共同演化,相互作用。不失一般性,令 $\gamma_A = \gamma_B = 1$,则 $\lambda_A = \beta_A$,$\lambda_B = \beta_B$。

　　图 5-2 展示在通讯—接触网络上,信息—疾病传播动力学示意图。图 5-2(a)展示了由网络 A 和网络 B 所构成的通讯—接触网络。网络 A 表示通讯网络,网络 B 表示接触网络。每个网络都有 5

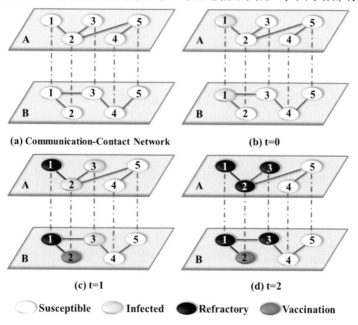

(a) Communication-Contact Network　　　　**(b) t=0**

(c) t=1　　　　**(d) t=2**

◯ **Susceptible**　◯ **Infected**　⬤ **Refractory**　◯ **Vaccination**

图 5-2　通讯—接触网络上信息—疾病非对称耦合传播动力学示意图

个节点。图 5-2(b)展示了在 $t=0$ 时,节点 B_1 及其耦合节点 A_1 被选为种子节点(即感染态),其余节点都处于易感态。图 5-2(c)展示在 $t=1$ 时,信息和疾病传播情况。在网络 A 中,节点 A_1 将信息以概率 β_A 传递给邻居节点 A_2。在网络 B 中,节点 B_1 以概率 β_B 将疾病传给节点 B_3。若节点 B_3 被感染,则它的耦合节点 A_3 也得知信息。由于节点 A_2 已经知晓信息,则节点 B_2 以概率 p 变为免疫态。与此同时,节点 A_1 和 B_1 分别以概率 γ_A 和 γ_B 变为恢复态。图 5-2(d)给出了当 $t=2$ 时,系统中没有节点处于感染态或告知态。此时,传播过程结束。

5.2.2　无关联耦合网络上的传播

爆发阈值和最终的传播范围是研究耦合传播动力学的两个重要问题。第 5.2.2 节拓展了一套异质平均场方法[38]来刻画信息—疾病非对称耦合传播动力学。令 $P_A(k_A)$ 和 $P_B(k_B)$ 分别表示网络 A 和网络 B 的度分布,$\langle k_A \rangle$ 和 $\langle k_B \rangle$ 分别表示网络 A 和网络 B 的平均度,并且层内不存在度关联。在 t 时刻,通讯网络(网络 A)上度为 k_A 的节点处于易感态、告知态和恢复态的概率分别记为 $s_{k_A}^A(t)$、$\rho_{k_A}^A(t)$ 和 $r_{k_A}^A(t)$。类似地,$s_{k_B}^B(t)$、$\rho_{k_B}^B(t)$、$r_{k_B}^B(t)$ 和 $v_{k_B}^B(t)$ 分别表示,网络 B 中度为 k_B 的节点在 t 时刻处于易感态、感染态、恢复态和免疫态的概率。

为了得到各类节点比例的演化方程,考虑网络 A 中的节点 A_i 在短时间 $[t, t+dt]$ 被告知的概率。在通讯网络上,度为 k_A 的易感态节点 A_i 获知信息存在两个不同的渠道:①被告知态邻居节点告知,②被它在网络 B 中的耦合节点告知。对于第一种渠道,节点 A_i

从它的邻居获知信息的概率为 $k_A \beta_A \Theta_A(t) dt$。其中,$\Theta_A(t)$ 表示网络 A 中易感态节点连接到一个告知态邻居的概率,表达式[20]为

$$\theta_A(t) = \frac{\sum_{k'_A}(k'_A - 1)P_A(k'_A)\rho_{k'_A}^A(t)}{\langle k_A \rangle} \tag{5-4}$$

其中,$\langle k_A \rangle = \sum_{k_A} k_A P_A(k_A)$。对于第二种渠道,根据第 5.2.1 节中的模型描述可知,网络 A 中易感态节点在网络 B 的耦合节点一定是处于易感态。因此,网络 A 中的个体通过第二种渠道获知信息的概率为 $\sum_{k_B} p(kB \mid kA) kB \beta_B \Theta B(t) dt$。其中,$p(kB|kA)$ 表示网络 A 中度为 k_A 的节点的耦合节点度为 k_B 的概率,$kB\beta_B\Theta B(t)dt$ 表示网络 B 中度为 k_B 的节点在 $[t, t+dt]$ 内被邻居感染的概率。若两个网络之间不存在度关联,则 $p(kB|kA) = p(kB|kB)$。网络 A 上的信息传播演化方程为

$$\frac{\mathrm{d}s_{k_A}^A(t)}{\mathrm{d}t} = -s_{k_A}^A(t)\left[\beta_A k_A \Theta_A(t) + \beta_B \Theta_B(t) \sum_{k_B} k_B P_B(k_B)\right] \tag{5-5}$$

在 $[t, t+dt]$ 内,网络 B 上度为 kB 易感态节点 B_i 可变为感染态或免疫态。节点 B_i 被邻居感染的概率为 $kB\beta_B\Theta B(t)dt$。其中,$\Theta B(t)$ 表示网络 B 中易感态节点连接到一个感染态邻居的概率

$$\Theta_B(t) = \frac{\sum_{k'_B}(k'_B - 1)P_B(k'_B)\rho_{k'_B}^B(t)}{\langle k_B \rangle} \tag{5-6}$$

其中,$\langle k_B \rangle = \sum_{k_B} k_B P_B(k_B)$。若易感态节点 B_i 的耦合节点处于告知态,则节点 B_i 以概率 p 被免疫。考虑信息和疾病传播过程中的非对称作用,可得网络 B 中易感态节点被免疫的概率为 $p\sum_{k_A} p(k_A \mid k_B)s_{k_A}^A(t)\beta_A k_A \Theta_A(t)dt$。其中,$p(k_A|k_B)$ 表示网络 B 中度

为 k_B 的节点在网络 A 中的耦合节点度为 k_A 的概率，$s_{k_A}^A(t)\beta_A k_A \Theta_A(t)dt$ 表示度为 k_A 的易感态节点变为告知态的概率。当层间不存在度关联时，$p(k_A \mid k_B) = p_A(k_A)$。网络 B 上疾病传播演化方程为

$$\frac{\mathrm{d}s_{k_B}^B(t)}{\mathrm{d}t} = -s_{k_B}^B(t)\beta_B k_B \Theta_B(t) - p\beta_A \Theta_A(t) \sum_{k_A} s_{k_A}^A(t)k_A P_A(k_A)$$

$$(5\text{-}7)$$

$$\frac{\mathrm{d}\rho_{k_B}^B(t)}{\mathrm{d}t} = s_{k_B}^B(t)\beta_B k_B \Theta_B(t) - \rho_{k_B}^B(t) \qquad (5\text{-}8)$$

$$\frac{\mathrm{d}\,r_{k_B}^B(t)}{\mathrm{d}t} = \rho_{k_B}^B(t) \qquad (5\text{-}9)$$

$$\frac{\mathrm{d}v_{k_B}^B(t)}{\mathrm{d}t} = p\beta_A \Theta_A(t) \sum_{k_A} s_{k_A}^A(t)k_A P_A(k_A) \qquad (5\text{-}10)$$

值得注意的是，等式(5-7)的右端没有包含变量 $s_{k_B}^B(t)$，因为网络 B 中易感态节点的耦合节点也处于易感态。根据等式(5-4)—(5-10)，网络 A 或网络 B 中各类节点比例为

$$X_h(t) = \sum_{k_h=1}^{k_{h,max}} P_h(k_h) X_{k_h}^h(t) \qquad (5\text{-}11)$$

其中，$h \in \{A,B\}$、$X \in \{S,I,R,V\}$，$k_{h,max}$ 表示网络 h 的最大度。当 $t \to \infty$ 时，可得各种状态节点在稳态时的比例。

在疾病传播初期，信息扩散和疾病传播都可视为 SI 传播过程[20]。当 $t \to 0$ 时，有 $s_{k_A}^A(t) \approx 1$ 和 $s_{k_B}^B(t) \approx 1$，等式(5-7)和等式(5-8)分别改写为

$$\frac{\mathrm{d}\rho_{k_A}^A(t)}{\mathrm{d}t} = \beta_A k_A \Theta_A(t) + \beta_B \langle k_B \rangle \Theta_B(t) - \rho_{k_A}^A(t) \qquad (5\text{-}12)$$

$$\frac{\mathrm{d}\rho_{k_B}^B(t)}{\mathrm{d}t} = \beta_B k_B \Theta_B(t) - \rho_{k_B}^B(t) \qquad (5\text{-}13)$$

进一步写成矩阵形式

$$\frac{\mathrm{d}\vec{\rho}}{\mathrm{d}t} = \vec{C\rho} - \vec{\rho} \qquad (5\text{-}14)$$

其中,$\vec{\rho}$ 表示各类节点处于感染态的概率向量,表达式为

$$\vec{\rho} = (\rho_{k_A=1}^A, \cdots, \rho_{k_{A,max}}^A, \rho_{k_B=1}^B \cdots, \rho_{k_{B,max}}^B)^T \qquad (5\text{-}15)$$

分块矩阵 C 为

$$C = \begin{pmatrix} C^A & D^B \\ 0 & C^B \end{pmatrix} \qquad (5\text{-}16)$$

矩阵元素为

$$C_{k_A, k_A'}^A = [\beta_A k_A(k_A'-1) P_A(k_A')] / \langle k_A \rangle,$$

$$C_{k_B, k_B'}^B = [\beta_B k_B(k_B'-1) P_B(k_B')] / \langle k_B \rangle$$

和

$$D_{k_B, k_B'}^B = \beta_B(k_B'-1) P_B(k_B')$$

由于网络 B 上的感染态节点立即使得它的耦合节点获知信息,因此疾病传播促进信息扩散。若矩阵 C 的最大特征值 Λ_C 大于 1,信息爆发[154],即信息爆发临界条件为

$$\Lambda_C = \max\{\Lambda_A, \Lambda_B\} \qquad (5\text{-}17)$$

其中,$\max\{\}$ 表示在两个值中取最大值。此外,$\Lambda_A = \beta_A(\langle k_A^2 \rangle - \langle k_A \rangle)/\langle k_A \rangle$ 和 $\Lambda_B = \beta_B(\langle k_B^2 \rangle - \langle k_B \rangle)/\langle k_B \rangle$ 分别表示矩阵 C^A 和 C^B 的最大特征值[199]。进一步可得网络 A 上的信息爆发阈值 β_{Ac},其表达式为

$$\beta_{Ac} = \begin{cases} \beta_{Au}, & \beta_B \leqslant \beta_{Bu} \\ 0, & \beta_B > \beta_{Bu} \end{cases} \qquad (5\text{-}18)$$

其中,$\beta_{Au} = \langle k_A \rangle/(\langle k_A^2 \rangle - \langle k_A \rangle)$ 和 $\beta_{Bu} = \langle k_B \rangle/(\langle k_B^2 \rangle - \langle k_B \rangle)$ 分别表示信息和疾病单独在通讯网络和接触网络上的爆发阈值。值得注

意的是, β_{Ac} 也是信息有效传播概率的临界值 λ_c^A 。

等式(5-18)说明信息爆发存在两种机制:①信息自身在网络 A 上爆发,不受疾病传播影响。②当 $\beta_B > \beta_{Bu}$ 时,疾病在网络 B 上暴发,导致它们在网络 A 上的耦合节点接收到大量信息。虽然信息自身无法在网络 A 上爆发,但是网络 B 上的疾病爆发导致了信息爆发。此时,只有少许节点被免疫,因此信息扩散对疾病爆发阈值影响很小。这也就是说,当 $\beta_A > \beta_{Au}$ 时, $\beta_{Bc} \approx \beta_{Bu}$ 。

然而,当 $\beta_A > \beta_{Au}$ 时,网络 A 上接收到信息的节点可使得它们在网络 B 上的耦合节点被免疫,从而抑制疾病传播。一旦节点处于免疫态,它将不再被疾病感染。由于网络 B 中的个体可以处于感染态或免疫态,因此免疫过程可当作是另一种"疾病"传播。此时,疾病传播和免疫传播可视为网络 B 上的一对竞争"疾病"[106]。Karrer 和 Newman 曾指出,在热力学极限下,两个竞争疾病可视为传播速度快的先传,传播速度慢的后传[106]。

下面首先确定免疫传播和疾病传播在初始时刻的增长速率。在初始时刻,网络 B 中感染节点数量 N_e 呈指数增长

$$N_e = n_0 R_e^t = n_0 e^{t \ln R_e} \tag{5-19}$$

其中, $R_e = \beta_B / \beta_{Bu}$ 为疾病在网络 B 上传播的基本再生数[31], n_0 表示初始种子个数。类似地,不考虑疾病对信息扩散的影响,早期收到信息的节点个数为

$$N_i = n_0 R_i^t = n_0 e^{t \ln R_i} \tag{5-20}$$

其中, $R_i = \beta_A / \beta_{Au}$ 为信息在 A 上传播的基本再生数。此时,网络 B 上免疫节点数量为

$$N_v = p n_0 R_i^t = p n_0 e^{t \ln R_i} \tag{5-21}$$

信息扩散和疾病传播在初始时刻都呈指数增长,它们增长率的比

值为

$$\theta = \frac{R_e}{R_i} = \frac{\beta_B \beta_{Au}}{\beta_A \beta_{Bu}} \qquad (5\text{-}22)$$

当 $\theta > 1$ 时,即 $\beta_B \beta_{Au} > \beta_A \beta_{Bu}$,疾病传播比免疫传播快。此时,在热力学极限下,免疫传播可被忽略。

现实生活中,信息扩散速率往往比疾病传播快。因此,下面重点分析免疫传播比疾病传播快的情况,即 $\theta < 1$。此时,可假设先免疫传播,再疾病传播,疾病爆发阈值可用边渗流理论进行分析[106,110]。当信息在网络 A 上传播结束时,接收到信息的节点比例为

$$S_A = 1 - G_{A0}(u) \qquad (5\text{-}23)$$

其中,$G_{A0}(x) = \Sigma_{k_A} p_A(k_A) x^{k_A}$ 是网络 A 的度分布生成函数,u 表示一条边没有连接到极大连通子图的概率,其值可通过求解等式

$$u = 1 - \beta_A + \beta_A G_{A1}(u) \qquad (5\text{-}24)$$

其中,$G_{A1}(x) = \Sigma_{k_A} Q_A(k_A) x^{k_A}$ 是网络 A 的剩余度分布 $Q_A(k_A) = (k_A + 1) p_A(k_A + 1)/\langle k_A \rangle$ 的生成函数。由于网络 A 上收到信息的节点以概率 p 免疫它在网络 B 上的耦合节点,因此被免疫的节点比例为 pS_A。在免疫后,网络 B 的剩余网络仍然存在一个极大连通子图的条件为

$$1 - pS_A > f_{Bc} = \frac{1}{G_{B1}'(1)} \qquad (5\text{-}25)$$

其中,$G_{B1}(x) = \Sigma_{k_B} Q_B(k_B) x^{k_B}$ 为网络 B 的剩余度分布的生成函数,$Q_B(k_B) = (k_B + 1) p_B(k_B + 1)/\langle kB \rangle$ 表示网络 B 的剩余度分布。从等式(5-25)中不难发现,只有当 $pS_A < 1 - 1/G_{B1}'(1)$ 时,疾病才可能在网络 B 上爆发。

在免疫一定比例节点后,剩余网络 B 的度分布[211,276]为

$$\widetilde{P}_B(\widetilde{k}_B) = f \sum_{k'_B = k_B}^{\infty} P_B(k'_B) \binom{k'_B}{\widetilde{k}_B} (1-f)^{k'_B - \widetilde{k}_B} f^{\widetilde{k}_B} \qquad (5\text{-}26)$$

其中, $f = 1 - pS_A$ 表示节点没有被免疫的概率。剩余网络度分布的生成函数[110]为

$$H_{B0}(x) = fG_{B0}(1 - f + fx) \qquad (5\text{-}27)$$

其中, $G_{B0}(x) = \sum_{k_B} p_B(k_B) x^{k_B}$ 为网络 B 的度分布生成函数,剩余度分布生成函数为

$$H_{B1}(x) = \frac{H'_{B0}(x)}{H'_{B0}(1)} \qquad (5\text{-}28)$$

在剩余网络上,疾病的基本再生数[31]为

$$\widetilde{R}_i = \beta_B H'_{B1}(1) \qquad (5\text{-}29)$$

疾病爆发临界点对应于 $\widetilde{R}_i = 1$,进一步可得疾病爆发阈值为 $\beta_{Bc} = 1/H'_{B1}(1)$ 。根据等式(5-27)—(5-29)可得

$$\beta_{Bc} = \frac{\langle k_B \rangle}{(1 - pS_A)(\langle k_B^2 \rangle - \langle k_B \rangle)} \qquad (5\text{-}30)$$

其中, S_A 可以通过求解等式(5-23)和等式(5-24)来得到。值得注意的是, β_{Bc} 也是疾病有效传播概率的临界值 λ_c^B 。当 $\beta_A\beta_{Bu} > \beta_B\beta_{Au}$ 时,从等式(5-30)中发现,增强通讯网络度分布异质性、增加信息传递率或增加免疫概率,疾病爆发阈值增加。

在模拟过程中,网络 A 可用无标度配置网络模型来生成,网络 B 为 ER 网络。此时,通讯—接触耦合网络记为 SF-ER 耦合网络。网络大小 $N_A = N_B = 2 \times 10^4$,平均度 $\langle k_A \rangle = \langle k_B \rangle = 8$ 。网络 A 度分布为

$p_A(k_A) = \zeta k_A^{-\gamma_D}$。其中，$\zeta = 1 / \sum_{k_{min}}^{k_{max}} k_A^{-\gamma_D}$、$\gamma_D = 3$，最大度为 $k_{max} \sim \sqrt{N}$。网络 B 的度分布为 $p_B(k_B) = e^{-\langle k_B \rangle} \langle k_B \rangle^{k_B} / k_B!$。初始时刻，在网络 B 中随机选择一个节点为种子节点，它在网络 A 中的耦合节点为告知态。在稳态时，系统中不再有感染态节点，最终接收到信息的节点比例、被疾病感染的比例和免疫比例分别记为 R_A、R_B 和 V_B。相同模拟在同一网络上至少重复 2×10^3 次，并在 30 个不同的网络上模拟。

利用易感性$\chi^{[27]}$来确定信息和疾病的爆发模拟阈值，其表达式见第 2.2.2 节中的等式（2-5）。图 5-3（a）展示了在 SF-ER 网络上，利用易感性χ来判断信息爆发阈值的示意图。图中令免疫概率

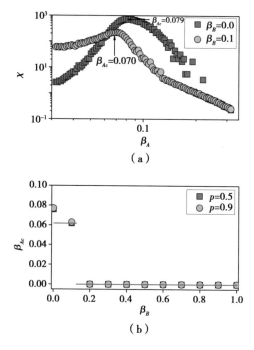

图 5-3　SF-ER 耦合网络上信息爆发阈值

$p=0.5$。在图 5-3(a)中发现，χ 在信息爆发阈值点 β_{Ac} 处有一峰值。图 5-3(b)展示了信息爆发阈值 β_{Ac} 随疾病传播率 β_B 的变化。图中形状表示模拟阈值，线条表示理论阈值。在图 5-3(b)中发现，信息爆发阈值有两种情况[见等式(5-20)]。当 $\beta_B<\beta_{Bu}=1/\langle k_B \rangle=0.125$ 时，疾病传播对信息爆发阈值影响很小，即 $\beta_{Ac}\approx\beta_{Au}=\langle k_A \rangle/(\langle k_A^2 \rangle-\langle k_A \rangle)\approx0.06$。当 $\beta_B>\beta_{Bu}$ 时，网络 B 上疾病爆发，从而 $\beta_{Ac}=0.0$。进一步验证发现，免疫概率 p 对 β_{Ac} 的影响很小。

图 5-4 展示了 β_A 和 p 对 β_{Bc} 的影响。图 5-4(a)和(b)分别给出了 β_{Bc} 随 β_A 和 p 的变化。图 5-4(a)的插入图给出了在免疫后，网络 B 存在极大连通子图的临界条件。图中形状表示模拟值，相同颜色

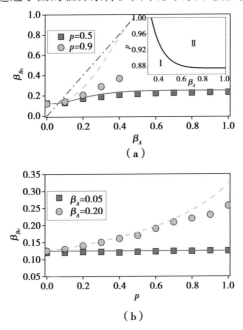

图 5-4　在 SF-ER 耦合网络上，信息传递率和免疫概率对疾病爆发阈值的影响

的线条表示与之对应的理论值。在图 5-4(a)中发现,当 $\beta_A < \beta_{Au} \approx$ 0.06 时,β_A 对 β_{Bc} 的影响很小;当 $\beta_A > \beta_{Au}$ 时,β_{Bc} 随 β_A 增加。当 $p = 0.5$ 时,根据等式(5-30)得到的理论阈值与模拟阈值能很好对应。然而,当 p 很大时(如 $p = 0.9$),由于有限网络大小的影响,导致理论值与模拟值有一定差异。当 $p = 0.9$,$\beta_A \geq 0.49$ 时,网络 B 的剩余网络不存在极大连通子图,导致疾病无法爆发。在图 5-4(a)的插入图中,只有区域 I 才会在免疫后存在极大连通子图,区域 II 不存在极大连通子图。在图 5-4(b)中还发现:当 $\beta_A > \beta_{Au}$ 时,β_{Bc} 随 p 增加。与图 5-4(a)类似,当 $p \geq 0.8$ 时,由于有限网络大小影响,理论值与模拟值偏差较大。

图 5-5 展示有限网络大小对 β_{Ac} 和 β_{Bc} 的影响。图 5-5(a)和(b)分别给出在 $\beta_B = 0.1$ 和 $\beta_A = 0.3$ 时,不同 SF-ER 网络大小下,χ 随 β_B 和 β_A 的变化。从图 5-5(a)中发现,网络规模越大,χ 的峰值越大,并且峰值所对应的 β_A 越小。从图 5-5(b)中发现,网络规模越大,χ 的峰值越大,并且峰值所对应的 β_B 越大。图 5-5(c)给出了在 $\beta_B = 0.1$ 时,β_{Ac} 随 N 的变化,发现 N 越大,理论阈值和模拟阈值之间的差异越小。图 5-5(d)展示了在 $\beta_A = 0.3$ 时,不同耦合网络上疾病爆发阈值 β_{Bc} 随 N 的变化,发现理论阈值和模拟阈值之间的差异随 N 减小。图中 SF 网络的度分布指数为 3,免疫概率 $p = 0.5$。

图 5-6 呈现了在 SF-ER 双层耦合网络上稳态时各类节点比例。图 5-6 中的线条表示理论值,图 5-6(d)中的形状表示模拟值,免疫概率 $p = 0.5$。在图 5-6(a)中发现,当 $\beta_A \leq \beta_{Au}$ 或 $\beta_B \leq \beta_{Bu}$ 时,R_A 随 β_A 和 β_B 迅速增加。在图 5-6(b)中发现,R_B 随 β_A 减小。当 β_A 较大,并且 β_B 较小时,疾病不能爆发,即信息扩散能完全阻止疾病爆发。例如,当 $\beta_B = 0.2$,并且 $\beta_A \geq 0.5$ 时,$R_B \approx 0$。在图 5-6(c)中发现,β_A

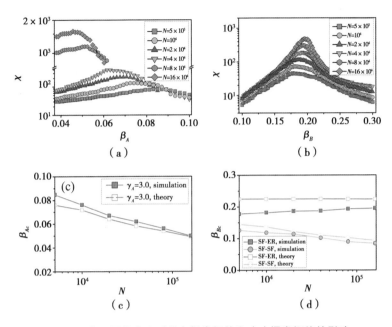

图 5-5　有限网络大小对信息爆发阈值和疾病爆发阈值的影响

越大，网络 B 被免疫的节点越多。当 β_A 大小适中时，V_B 存在一个峰值。从图 5-6（d）中发现，当 $\beta_A = 0.2$ 时，在 $\beta_B \approx 0.20$ 处 V_B 达到峰值 0.32。再结合图 5-4（a）不难发现，$\beta_B \approx 0.20$ 接近信息爆发阈值 $\beta_{Bc} \approx 0.16$。因为，疾病传播和免疫过程是一对竞争过程。当 $\beta_B < \beta_{Bc}$ 时，网络 B 中新感染节点将促进信息传播，导致更多的节点被免疫。当 $\beta_B > \beta_{Bc}$ 时，将有大量节点被疾病感染，减小了节点被免疫的可能性。当 β_A 相对较大，并且 $\beta_B < \beta_{Bc}$ 时，信息扩散比疾病传播更快。例如，当 $\beta_A = 0.5$、$p = 0.5$、$\beta_{Bc} \approx 0.22$ 时，$\theta \approx 0.21$；当 $\beta_A = 0.9$、$p = 0.5$、$\beta_{Bc} \approx 0.23$ 时，$\theta \approx 0.12$。此时，信息扩散对疾病传播的影响可以忽略。

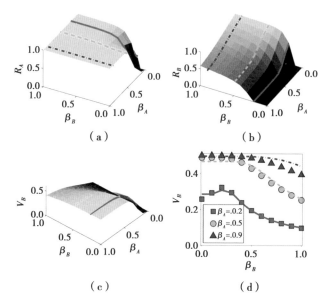

图 5-6 在 SF-ER 耦合网络上信息疾病传播稳态情况

5.2.3 关联耦合网络上的传播

真实多层耦合网络的层间常常存在度关联,并且正关联更容易存在于社会耦合网络中[277,278]。例如,一个重要的人在一个网络中具有很大的度,他往往在另一个网络中的度也很大。最近的一些工作发现,层间度关联对耦合网络上的渗流过程有很大的影响[269,271]。下面研究层间度关联对信息—疾病传播动力学的影响。具体来讲,第 5.2.3 节只关注层间度关联为正的情况。接下来介绍如何构建层间度关联为正的耦合网络。首先,构建完全正关联耦合网络。然后,随机选择 N_q 对耦合节点随机匹配来减小层间度关联。

在完全正关联的耦合网络中,根据度大小排序后位置相同的节点为一对耦合节点,即对于任意耦合节点 A_i 和 B_i,都有 $\Delta_i = 0$。此时,根据等式(5-3)可得 $m_s = 1$。在 N_q 对耦合节点随机匹配后,网络中有 $1-q$ 比例的耦合节点排序位置差异 $\Delta_i = 0$,其余 q 比例节点具有随机的排序位置差异。等式(5-3)可写成

$$m_s = 1 - 6 \frac{q \sum_{i=1}^{N} \Delta_i^{'2}}{N(N^2 - 1)} \qquad (5\text{-}31)$$

当所有节点随机匹配时,耦合网络无层间度关联,即 $m_s \approx 0$。此时可得

$$6 \frac{\sum_{i=1}^{N} \Delta_i^{'2}}{N(N^2 - 1)} \approx 1 \qquad (5\text{-}32)$$

将等式(5-32)代入到等式(5-31)中,随机匹配后的层间度关联为

$$m_s \approx 1-q \qquad (5\text{-}33)$$

这一结果与模拟值能很好的对应[如图 5-7(a)的插入图所示]。当 $m_s < 1$ 时,因为条件概率 $p(k_B | k_A)$ 和 $p(k_A | k_B)$ 无法写出,所以无法写出动力学演化方程。

图 5-7 展示了当 $p = 0.5$ 时,不同网络上的 β_{Ac} 和 β_{Bc},并比较了 $q = 0.8$ 和 $q = 0.0$ 两种不同情况。图中形状表示模拟值,线条表示理论值。图 5-7(a)给出了在不同 q 下,β_{Ac} 随 β_B 的变化。从图 5-7(a)中发现,q 对信息爆发阈值影响较小(ER-ER 耦合网络的理论分析将在后面给出)。因为网络 A 度分布异质性弱,所以 ER-ER 耦合网络上的信息爆发阈值 β_{Ac} 较大。图 5-7(b)给出了在不同 q 时,β_{Bc} 随 β_A 的变化。从图 5-7(b)中发现,β_{Bc} 随 q 减小,即 β_{Bc} 随 m_s 增加。层间正关联导致网络中大度节点更容易被免疫,从而能有效地抑制疾病爆发,见等式(5-49)—(5-52)。

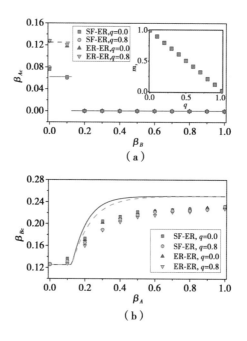

图 5-7　在关联耦合网络上信息爆发阈值和疾病爆发阈值

图 5-8 展示了重连概率对爆发阈值的影响。图 5-8(a)给出了 β_{Ac} 随 q 的变化。其中，$\beta_B=0.05$ 和 $p=0.5$。图 5-8(b)展示了 β_{Bc} 随 q 的变化。其他参数设置为 $\beta_A=0.2$ 和 $p=0.5$。图中形状表示模拟值，线条表示理论值。在图 5-8(a)中进一步验证了图 5-7(a)的结论，即 q 对信息爆发阈值影响很小。在图 5-8(b)中发现，β_{Bc} 随 q 减小。

图 5-9 研究重连概率对稳态传播范围的影响。图 5-9(a)和(b)展示了在不同网络上，R_A、R_B 和 V_B 随 q 的变化。形状表示模拟值，线条表示理论值。其他参数设置为 $\beta_A=0.2$，$\beta_B=0.4$ 和 $p=0.5$。在图 5-9 中发现，最终比例 R_A 和 R_B 随 q 增加，V_B 随 q 减小。

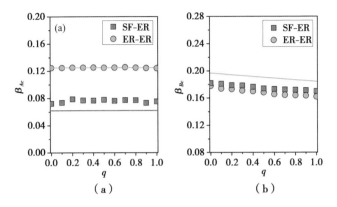

图 5-8　在关联耦合网络上,重连概率对信息爆发阈值和疾病爆发阈值的影响

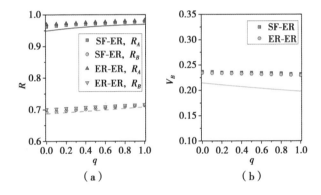

图 5-9　在关联耦合网络上,重连概率对传播范围的影响

假设网络 A 和网络 B 度序列完全相同。在 q 比例的耦合节点随机匹配后,度分布的条件概率为

$$p(k_B \mid k_A) = q p_B(k_B) + (1-q)\delta_{k_B,k_A} \tag{5-34}$$

和

$$p(k_A \mid k_B) = q p_A(k_A) + (1-q)\delta_{k_A,k_B} \tag{5-35}$$

根据等式(5-5)—(5-7),可写出网络 A 中信息演化方程为

$$\frac{\mathrm{d}s_{k_A}^{A}(t)}{\mathrm{d}t} = -s_{k_A}^{A}(t)\left\{\beta_A k_A \Theta_A(t) + \beta_B \Theta_B(t)\sum_{k_B} k_B\left[q P_B(k_B)\right.\right.$$

$$+ (1-q)\delta_{k_B, k_A}] \} \tag{5-36}$$

$$\frac{\mathrm{d}\rho_{k_A}^A(t)}{\mathrm{d}t} = s_{k_A}^A(t) \left\{ \beta_A k_A \Theta_A(t) + \beta_B \Theta_B(t) \sum_{k_B} k_B [qP_B(k_B) + \right.$$

$$(1-q)\delta_{k_B, k_A}] \Big\} - \rho_{k_A}^A(t) \tag{5-37}$$

$$\frac{\mathrm{d}r_{k_A}^A(t)}{\mathrm{d}t} = \rho_{k_A}^A(t) \tag{5-38}$$

类似地,网络 B 上疾病传播演化方程为

$$\frac{\mathrm{d}s_{k_B}^B(t)}{\mathrm{d}t} = -s_{k_B}^B(t)\beta_B k_B \Theta_B(t) - p\beta_A \Theta_A(t)$$

$$\times \sum_{k_A} s_{k_A}^A(t) k_A [qp_A(k_A) + (1-q)\delta_{k_A, k_B}] \tag{5-39}$$

$$\frac{\mathrm{d}\rho_{k_B}^B(t)}{\mathrm{d}t} = s_{k_B}^B(t)\beta_B k_B \Theta_B(t) - \rho_{k_B}^B(t) \tag{5-40}$$

$$\frac{\mathrm{d}r_{k_B}^B(t)}{\mathrm{d}t} = \rho_{k_B}^B(t) \tag{5-41}$$

$$\frac{\mathrm{d}v_{k_B}^B(t)}{\mathrm{d}t} = p\beta_A \Theta_A(t) \sum_{k_A} s_{k_A}^A(t) k_A [qp_A(k_A) + (1-q)\delta_{k_A, k_B}]$$

$$\tag{5-42}$$

当 $t \to 0$ 时, $s_{k_A}^A(t) \approx 1$ 和 $s_{k_B}^B(t) \approx 1$。等式(5-37)和等式(5-40)化简为

$$\frac{\mathrm{d}\rho_{k_A}^A(t)}{\mathrm{d}t} = \beta_A k_A \Theta_A(t) + \beta_B [q\langle k_B \rangle + (1-q)k_A] \Theta_B(t) - \rho_{k_A}^A(t)$$

$$\tag{5-43}$$

$$\frac{\mathrm{d}\rho_{k_B}^A(t)}{\mathrm{d}t} = \beta_B k_B \Theta_B(t) - \rho_{k_B}^B(t) \tag{5-44}$$

进一步可写成矩阵形式为

$$\frac{\mathrm{d}\vec{\rho}}{\mathrm{d}t} = C\vec{\rho} - \vec{\rho} \tag{5-45}$$

其中,矩阵 C 与等式(5-16)形式相同,矩阵元素为

$$C^A_{k_A, k'_A} = [\beta_A k_A (k'_A - 1) P_A (k'_A)] / \langle k_A \rangle \tag{5-46}$$

$$C^B_{k_B, k'_B} = [\beta_B k_B (k'_B - 1) P_B (k'_B)] / \langle k_B \rangle \tag{5-47}$$

$$D^B_{k_B, k'_B} = \beta_B [q \langle k_B \rangle + (1 - q) k_A] (k'_B - 1) P_B (k'_B) / \langle k_B \rangle \tag{5-48}$$

此时,信息爆发阈值与等式(5-18)相同。正如第 5.2.2 节中所描述,网络 A 上的信息爆发有两种机制,这一结论在关联耦合网络上也同样成立。当 $\beta_B < \beta_{Bu}$ 时,网络 B 上只有少许节点被感染,对网络 A 上的信息传播影响很小。当 $\beta_B > \beta_{Bu}$ 时,疾病爆发导致信息爆发。此时,信息爆发阈值为零。

当 $\beta_A \leqslant \beta_{Au}$ 时,信息不能爆发,对网络 B 上疾病的传播影响可以忽略,即 $\beta_{Bc} \approx \beta_{Bu}$。当 $\beta_A > \beta_{Au}$ 时,信息对疾病传播的影响不能忽视。接下来仅关注信息传播较快的情况,即 $\beta_A \beta_{Bu} > \beta_B \beta_{Au}$。运用第 5.2.2 节中的边渗流理论便能求解。具体来讲,当信息在网络 A 中传递后,有 S_A 比例的节点得到信息。度为 k_A 的节点得到信息的概率为 $r^A_{kA} = 1 - u^{k_A}$。其中,u 表示一条边没有连接到极大连通子图的概率[见等式(5-24)]。免疫导致网络 B 中一定比例的节点和连边被移除[211,276]。一条边连接到一个免疫节点的概率为

$$\widetilde{h} = \frac{p \sum_{k_B} [(1 - q) r_{k_A} + q S_A] k_B P_B (k_B)}{\langle k_B \rangle} \tag{5-49}$$

网络 B 的剩余网络度分布为

$$\widetilde{P}_B (\widetilde{k}_B) = \sum_{k'_B = k_B}^{\infty} \{1 - p [(1 - q) r_{k_A} + q S_A]\}$$

$$\times P_B(k'_B)\binom{k'_B}{\widetilde{k}_B}\left(1 - \widehat{h}^{\widetilde{k}_B}\,\widetilde{h}^{k'_B-\widetilde{k}_B}\right) \tag{5-50}$$

存在一个极大连通子图的条件为

$$\frac{\langle \widetilde{k}_B^2 \rangle}{\langle \widetilde{k}_B \rangle} > 2 \tag{5-51}$$

其中，$\langle \widetilde{k}_B \rangle$ 和 $\langle \widetilde{k}_B^2 \rangle$ 分别表示剩余网络的度分布的一阶矩和二阶矩。最后，可得疾病爆发阈值为

$$\beta_{Bc} = \frac{\langle \widetilde{k}_B \rangle}{\langle \widetilde{k}_B^2 \rangle - \langle \widetilde{k}_B \rangle} \tag{5-52}$$

5.3　基于复杂免疫机制的社会—生物传播动力学研究

在第 5.2 节中，假设节点在采取免疫措施时实行一种简单的确认机制，即节点只需要在通讯网络上确认。然而，在真实社会中，免疫具有一定的风险和代价[279]。在采取免疫时，个体往往需要多方验证。因此，如何运用信息扩散来有效地控制疾病传播，还值得进一步深究。

基于第 5.1 节中发现的非对称耦合机制，第 5.3 节将构建一个通讯—接触耦合网络上的信息—疾病传播模型。在模型中，假设在采取免疫措施之前，个体采用复杂的多源信息确认机制，即个体需要在通讯网络和接触网络上同时确认自身是否有被疾病感染的可能。理论分析和大量的实验模拟发现：①信息爆发可由自身传

播导致,也可由疾病爆发引发;②疾病爆发阈值不受信息传播的影响。此外,系统存在一个最优信息传递率,使得最终疾病传播范围最低,并且动力学演化过程与真实数据很吻合。

5.3.1　信息—疾病耦合传播模型

与第 5.2.1 节相同,用网络 A 和网络 B 分别表示通讯网络和接触网络,从而构成通讯—接触双层耦合网络[图 5-10(a)]。网络 A 和网络 B 的度分布分别为 $p_A(k_A)$ 和 $p_B(k_B)$,两个网络中的节点一一随机匹配。

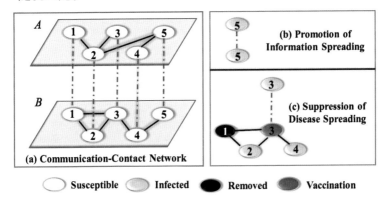

图 5-10　信息—疾病非对称耦合动力学在双层耦合网络上传播示意图

基于实证分析中发现的非对称耦合机制,下面构建基于多源信息确认的信息—疾病传播模型。通讯网络 A 上信息传播与第 5.2.1 节中的信息传播模型相同,即用 SIR 疾病传播模型描述。告知概率和恢复概率分别记为 β_A 和 γ_A。为了引入非对称耦合机制,假设网络 B 的节点变为感染态时,它们在网络 A 中的耦合节点变为告知态,如图 5-10(b)所示。此时,疾病传播促进信息扩散。

用SIRV模型描述疾病在接触网络 B 上的传播过程[53,255]。SIR部分的演化过程与网络 A 上信息扩散相同,记传播概率和恢复概率分别为 β_B 和 γ_B。为了引入在真实数据分析中所得到的非对称耦合机制,并且考虑到免疫可能带来风险和代价,模型假设个体免疫时采用一种复杂的免疫策略。当易感态节点 B_i 同时满足以下两个条件时,它以概率 p 被免疫。免疫条件一:它的耦合节点 A_i 必须处于告知态。免疫条件二:它的感染态邻居数量大于等于静态阈值 ϕ,如图5-10(c)所示。由于免疫通常需要付出昂贵的代价,节点免疫时才需要从两个网络同时验证自身所处环境。第一个免疫条件表示节点讯通信网络意识到自身有被疾病感染的危险,第二个免疫条件表示节点在接触网络也感知到自己有被疾病感染的可能。

初始时刻,在网络 B 中随机选择少许种子节点,它们在网络 A 处于告知态。即信息和疾病的有效传播率分别为 $\lambda_A = \beta_A / \gamma_A$ 和 $\lambda_B = \beta_B / \gamma_B$。不失一般性,令 $\gamma_A = \gamma_B = 1$,则 $\lambda_A = \beta_A$,$\lambda_B = \beta_B$。在稳态时,系统中没有节点处于感染态或告知态。

5.3.2　异质平均场理论分析

在 t 时刻,网络 A 中度为 k_A 的节点处于易感态、告知态和恢复态的概率分别记为 $s_{k_A}^A(t)$、$\rho_{k_A}^A(t)$ 和 $r_{k_A}^A(t)$。类似地,即 $s_{k_B}^B(t)$、$\rho_{k_B}^B(t)$、$r_{k_B}^B(t)$ 和 $v_{k_B}^B(t)$ 分别表示在 t 时刻网络 B 中度为 k_B 的节点处于易感态、感染态、恢复态和免疫态的概率。

对于网络 A 上的信息传播,其方程推导过程与第5.2节中类似。因此,其推导过程在这里不再赘述。网络 A 中度为 k_A 的易感

态节点演化方程为

$$\frac{\mathrm{d}s_{k_A}^A(t)}{\mathrm{d}t} = -s_{k_A}^A(t)\left[\lambda_A k_A \Theta_A(t) + \lambda_B \langle k_B \rangle \Theta_B(t)\right] \qquad (5\text{-}53)$$

其中，$\langle k_B \rangle$ 表示网络 B 的平均度，$\Theta_A(t)\left[\Theta_B(t)\right]$ 表示网络 A（网络 B）中，一个易感态节点连接到一个告知态（感染态）邻居的概率，其表达式分别为等式（5-4）和等式（5-8）。由于 $\rho_{k_A}^A(t)$ 的增加等于 $s_{k_A}^A(t)$ 的减小，因此 $\rho_{k_A}^A(t)$ 和 $r_{k_A}^A(t)$ 的演化分别为

$$\frac{\mathrm{d}\rho_{k_A}^A(t)}{\mathrm{d}t} = s_{k_A}^A(t)\left[\lambda_A k_A \Theta_A(t) + \lambda_B \langle k_B \rangle \Theta_B(t)\right] - \rho_{k_A}^A(t) \qquad (5\text{-}54)$$

和

$$\frac{\mathrm{d}r_{k_A}^A(t)}{\mathrm{d}t} = \rho_{k_A}^A(t) \qquad (5\text{-}55)$$

下面来分析接触网络 B 上的疾病传播。在短时间 $[t, t+\mathrm{d}t]$ 内，度为 k_B 的易感态节点 u_B 可能被感染或免疫。节点 u_B 被感染的概率为 $\lambda_B \langle k_B \rangle \Theta_B(t)\mathrm{d}t$。根据第 5.3.1 节中的模型描述，节点 u_B 被免疫需同时满足两个条件：①它的耦合节点 u_A 处于告知态；②它在网络 B 中感染态邻居数量 n_I^B 不低于静态阈值 ϕ。由于网络 A 中易感态节点的耦合节点也处于易感态。因此，节点 u_B 满足第一个免疫条件的概率为 $\sum_{k_A} P_A(k_A)s_{k_A}^A k_A \lambda_A \Theta_A(t)$，它满足第二个免疫条件的概率为

$$Y(k_B, t) = \sum_{n_I^B = \phi}^{k_B} \Omega(k_B, n_I^B, t) \qquad (5\text{-}56)$$

其中，$\Omega(k_B, n_I^B, t)$ 表示网络 B 上度为 k_B 的节点有 n_I^B 个感染态邻居的概率，其表达式为

$$\Omega(k_B, n_I^B, t) = \binom{k_B}{n_I^B}\left[\Theta_B(t)\right]^{n_I^B}\left[1 - \Theta_B(t)\right]^{k_B - n_I^B} \qquad (5\text{-}57)$$

当节点 u_B 同时满足这两个条件时,它以概率 p 被免疫。因此,网络 B 中度为 k_B 的易感态节点被免疫的概率为

$$\Psi(k_B, t) = pY(k_B, t) \sum_{k_A} P_A(k_A) s_{k_A}^A k_A \lambda_A \Theta_A(t) \tag{5-58}$$

基于上述分析,可得网络 B 中易感态、感染态、恢复态和免疫态节点比例的演化方程分别为

$$\frac{\mathrm{d}s_{k_B}^B(t)}{\mathrm{d}t} = -\lambda_B k_B s_{k_B}^B(t) \Theta_B(t) - \Psi(k_B, t) \tag{5-59}$$

$$\frac{\mathrm{d}\rho_{k_B}^B(t)}{\mathrm{d}t} = \lambda_B k_B s_{k_B}^B(t) \Theta_B(t) - \rho_{k_B}^B(t) \tag{5-60}$$

$$\frac{\mathrm{d}r_{k_B}^B(t)}{\mathrm{d}t} = \rho_{k_B}^B(t) \tag{5-61}$$

和

$$\frac{\mathrm{d}v_{k_B}^B(t)}{\mathrm{d}t} = \psi(k_B, t) \tag{5-62}$$

利用等式(5-53)—(5-55)和等式(5-59)—(5-62),可以描述信息—疾病共演化过程,进一步可得在 t 时刻每种状态的节点比例,其表达式为等式(5-11)。当 $t \to 1$ 时,信息和疾病传播范围分别记为 R_A 和 R_B。

初始时刻,只有少许节点处于感染态,即 $s_{k_A}^A \approx 1$ 和 $s_{k_B}^B \approx 1$。线性化等式(5-54)和等式(5-60),可得信息爆发阈值 λ_c^A,其表达式为

$$\lambda_c^A = \frac{1}{\Lambda_C^1} \tag{5-63}$$

其中,Λ_C^1 为矩阵 C 的最大特征值。矩阵 C 为等式(5-16),Λ_C^1 为等式(5-17)。与第5.2节中相同,信息爆发阈值 λ_c^A 将系统分为局域信息爆发区域和全局信息爆发区域两个区域。当 $\lambda_A \leq \lambda_c^A$ 时,系统

为局域信息爆发区域;当 $\lambda_A > \lambda_c^A$ 时,系统为全局信息爆发区域。根据等式(5-63)不难发现,全局信息爆发的条件仅依赖于两个网络的拓扑特性,与免疫概率和免疫阈值无关。

当 $\lambda > \lambda_c^A$ 时,免疫可抑制疾病传播。与第 5.2 节类似,在热力学极限下,网络 B 上的疾病传播和免疫过程可视为两个竞争过程,即传播速度快的先传播,传播速度慢的后传播。当疾病传播比免疫传播快时,免疫对疾病传播没有影响。相反,当免疫传播比疾病传播快时,即 $\lambda_A \lambda_{Bu} > \lambda_B \lambda_{Au}$,疾病传播在免疫之后的剩余网络上传播。其中,$\lambda_{Au} = \langle k_A \rangle / (\langle k_A^2 \rangle - \langle k_A \rangle)$ 和 $\lambda_{Bu} = \langle k_B \rangle / (\langle k_B^2 \rangle - \langle k_B \rangle)$ 分别表示信息和疾病在单个网络上的爆发阈值。在第 5.3 节中,重点关注免疫传播比疾病传播快的情况。当 $\phi = 0$ 时,疾病爆发阈值 λ_c^A,其表达式为

$$\lambda_c^B = \frac{\langle k_B \rangle}{(1 - V_B)(\langle k_B^2 \rangle - \langle k_B \rangle)} \tag{5-64}$$

这一结果与第 5.2 节中的等式(5-30)相同。其中,$V_B = pQ_A$,Q_A 表示在没有疾病影响下信息的传播范围。

当 $\phi \geqslant 1$ 时,仍然利用竞争渗流理论来求近似疾病爆发阈值。首先信息在网络 A 上传播,然后疾病在网络 B 上传播。当 λ_B 较小时,不论网络 A 中有多少节点接收到信息,都无法导致网络 B 中节点被免疫。因为节点免疫需同时满足两个条件。当 $\lambda_B < \lambda_{Bc}$ 时,收到信息的节点无法满足第二个免疫条件。只有当 $\lambda_B > \lambda_{Bc}$ 时,节点才能同时满足两个免疫条件。因此,$V_B \approx 0$,进而可得疾病爆发阈值为

$$\lambda_c^B = \frac{\langle k_B \rangle}{\langle k_B^2 \rangle - \langle k_B \rangle} \tag{5-65}$$

这与单个网络上 SIR 疾病爆发阈值相同,意味着基于多源信息确认的复杂免疫策略不影响疾病爆发阈值,与第 5.2 节中的结论截然不同。此时,疾病爆发阈值仅依赖于网络 B 的拓扑结构,与免疫概率和免疫阈值无关。这一结论可用于帮助理解真实社会中为何疾病爆发阈值不受影响[280-282]。

5.3.3 实验模拟验证

下面在无关联双层耦合网络上进行大量的实验模拟。令网络规模为 $N_A = N_B = 10^4$,平均度为 $\langle k_A \rangle = \langle k_B \rangle = 8$。利用无关联配置网络模型来生成网络 A 和 B。相同的模拟在同一耦合网络上重复 10^4 次,并在 100 个不同耦合网络进行模拟。初始时刻,在网络 B 随机选择 5 个节点处于感染态,它们的耦合节点处于告知态。

为了直观地理解耦合动力学,首先利用 ER 网络分别描述两个网络,其度分布分别为 $P_A(k_A) = e^{-\langle k_A \rangle} \langle k_A \rangle^{k_A} / k_A!$ 和 $P_B(k_B) = e^{-\langle k_B \rangle} \langle k_B \rangle^{k_B} / k_B!$。图 5-11 展示了免疫阈值 ϕ 对传播范围的影响。图 5-11(a)—(c)分别展示了在不同免疫阈值 ϕ 时,最终信息传播范围 R_A,最终疾病传播范围 R_B 和最终免疫比例 V_B 随信息传递率 λ_A 的变化。这三个图中令 $\lambda_B = 0.5, p = 0.8$。图 5-11(d)—(f)分别给出了在不同 ϕ 时,R_A, R_B 和 V_B 随疾病传递率 λ_B 的变化。这三个图中令 $\lambda_A = 0.5, p = 0.8$。图中形状表示模拟值,线条表示理论值。图 5-11(e)中左右两个箭头分别表示 $\phi \geq 1$ 和 $\phi = 0$ 时的理论阈值。

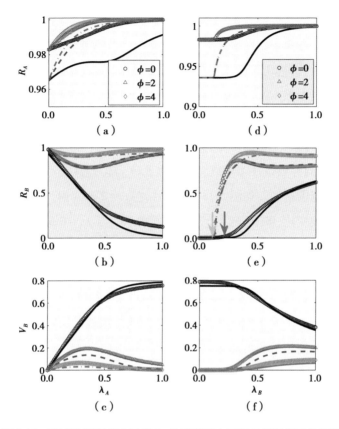

图 5-11　ER-ER 双层耦合网络上,传播范围在不同免疫阈值下的情况

对于网络 A 上的信息传播,从图 5-11(a)和(d)中发现,R_A 随 λ_A 和 λ_B 增加。ϕ 越大,网络 B 中的节点需要有更多邻居处于感染态才能被免疫,导致 R_A 越大,如图 5-11(c)和(f)所示。总之,疾病传播促进信息扩散。从图 5-11(b)和(e)中发现,R_B 随 ϕ 增加。因为 ϕ 越大,节点越难被免疫,即 V_B 随 ϕ 减小,如图 5-11(c)和(f)所示。值得注意的是,在 $\phi = 2$ 和 4 时,R_B 和 V_B 随 λ_A 有一个非单调的变化:$R_B(V_B)$ 随 λ_A 先减小(增长),再增长(减小)。因此,存在

一个最优信息传递率 λ_A^0，使得 $R_B(V_B)$ 最小（最大）。这一现象可以按照以下方式来定性地理解。网络 B 上的节点被免疫需同时满足两个条件：①它在网络 A 中耦合节点被告知，②它在网络 B 中的感染态邻居个数 n_I^B 大于 ϕ。固定 λ_B，当 λ_A 较小时，信息传播慢，条件①难以满足。随着 λ_A 的进一步增加，使得更多的节点满足条件①，进而导致 $V_B(R_B)$ 随 λ_A 增加（减小）。当 λ_A 很大时，信息迅速传播，从而导致条件②难以满足。因此，V_B 随 λ_A 减小，从而使得疾病传播范围增加。如图 5-11（e）所示，在 $\phi=2$ 和 4 时，R_B 随 λ_B 也是非单调变化，即 R_B 随 λ_B 先增加再减小。当 $\lambda_A=0.5$ 时，信息迅速传播。增加 λ_B 使得节点难以满足条件②，进而使得 R_B 随 λ_B 减小（如 $\phi=2$）或者饱和（如 $\phi=4$）[图 5-11（f）]。理论分析能较好地与模拟值对应，两者差异源于有限网络大小和强动力学关联性。

对于网络 B 上的疾病传播，当 $\phi=0$ 时，疾病爆发阈值 λ_c^B 明显大于单个网络上的疾病爆发阈值 $\lambda_{c0}^B=1/\langle k_B \rangle$[如图 5-11（e）中右边箭头]。图中模拟阈值根据第 2.2.2 节中可变性方法得到。当 $\phi \geq 1$ 时，λ_c^B 与 λ_{c0}^B 相同[见等式（5-65）和图 5-11（e）中左边的箭头]。第 5.3.3 节中所提出的模型可用于理解真实疾病爆发阈值不受免疫的影响[280-282]。

图 5-12 展示了当 $\phi=2$ 时信息和疾病的传播范围。图 5-12（a）—（c）分别表示在不同 λ_B 时，R_A、R_B 和 V_B 随 λ_B 的变化。图 5-12（d）—（f）分别表示 R_A、R_B 和 V_B 随 λ_A 的变化。图中的形状表示模拟值，线条表示理论值，其他参数设置为 $\phi=2$ 和 $p=0.8$。图 5-12（e）中的箭头表示疾病爆发模拟阈值。根据等式（5-65），疾病爆发阈值为 $\lambda_c^B=1/\langle k_B \rangle=0.125$。当 $\lambda_B=0.2$、0.5 和 0.8 时，任意 λ_A 都会导致信息爆发[图 5-12（a）]。因此，信息爆发阈值 λ_c^A 为零。

从图 5-12(b)—(c)中发现,在最优信息传递率 λ_A^O 时,$R_B(V_B)$ 最小(最大)。当 $\lambda_A = 0.2$、0.5 和 0.8 时,R_A 随 λ_B 增加[图 5-12(d)]。值得注意的是,λ_c^B 不受 λ_A 的影响[如图 5-12(e)中的箭头所示]。在图 5-12(e)中发现,当 $\lambda_A = 0.5$ 和 0.8 时,R_B 随 λ_B 先增大后减小。利用与图 5-11(e)类似的方法来理解这一现象。理论和模拟值能较好地吻合。

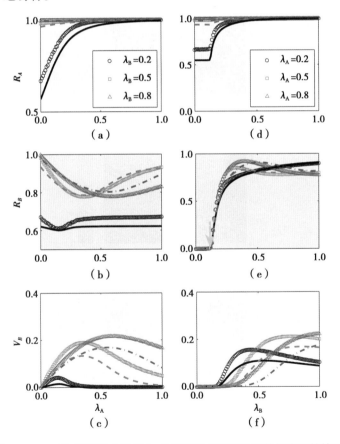

图 5-12　ER-ER 双层耦合网络上,传播范围在不同疾病传播率下的情况

图 5-13 展示当 $\phi=2$ 时,λ_A 与 λ_B 对 R_A、R_B、V_B 和相变的影响。图 5-13(a)—(c)分别给出了 R_A、R_B 和 V_B 随 λ_A 和 λ_B 的变化。在 $\lambda_B=0.3$ 时,图 5-13(b)中的圆圈、三角和菱形分别表示 $\lambda_A=0.13$、0.22和0.4的情况。其他参数设置为 $\phi=2$ 和 $p=0.8$。从图 5-13(a)中发现 R_A 随 λ_A 和 λ_B 增加。$\lambda_A-\lambda_B$ 平面被分为局域爆发(区域

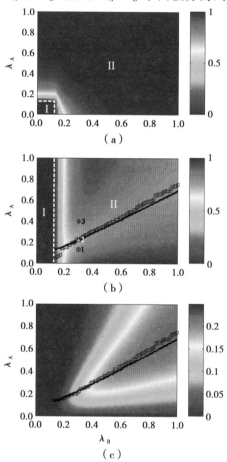

图 5-13　ER-ER 双层耦合网络上,传播范围随信息传播率和疾病传播率的变化

Ⅰ）和全局爆发（区域Ⅱ）。图 5-13（a）的两个区域被 $\lambda_c^A = 1/\langle k_B \rangle$（水平虚线）和 $\lambda_c^B = 1/\langle k_B \rangle$（垂直虚线）分开。图 5-13（b）中的两个区域被 λ_c^B（垂直虚线）分开。在区域Ⅱ中，最优 λ_A^O 随 λ_B 线性增长 [如图 5-13（b）和（c）中方块和黑色线条所示]。在最优 λ_A^O 时，$R_B（V_B）$ 最小（最大）。值得注意的是，λ_A^O 比 λ_B 略小，因为节点免疫依赖于它是否在网络 A 中处于告知态。

此时，已经知道在指定疾病传播率时，系统存在一个最优信息传递率，使得疾病传播范围极大程度减小。为了研究在最优信息传递率时，信息—疾病共演化动力学的情况。下面首先研究不同信息传递率时，各类节点密度的宏观演化过程（图 5-14）。

图 5-14（a）—（c）分别展示了在最优信息传递率之下、等于最优信息传递率和高于信息传递率时，各类节点密度随时间的演化 [取值见图 5-13（c）]。图中线条表示模拟值，其他参数设置为 $\lambda_B = 0.3$，$\phi = 2$ 和 $p = 0.8$。为了更清晰地分析信息和疾病演化过程，图中把网络 A 上信息感染的比例分为两种：被邻居感染 $p_A^A(t)$ 和被耦合节点感染 $p_A^B(t)$。

当 $\lambda_A = 0.13$ 低于 λ_A^O 时 [图 5-14（a）]，$p_A^A(t)$、$p_A^B(t)$ 和 $p_B(t)$ 同时到达它们的峰值。值得注意的是，$p_B(t)$ 大于 $p_A^A(t)$，并且接近 $p_A^B(t)$，这意味着信息扩散主要源于疾病爆发的促进作用。当 $\lambda_A = 0.22$ 时，$p_A^A(t)$、$p_A^B(t)$ 和 $p_B(t)$ 同时到达峰值，并且 $p_B(t)$ 最接近 $p_A^A(t)$。因此，信息和疾病传播速率很接近。当 $\lambda_A = 0.4$ 时，信息传播速率比疾病快。在最优信息传递率时，信息和疾病有类似的宏观共演化特性。

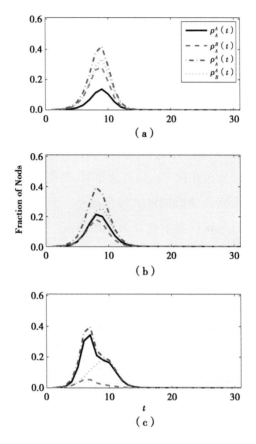

图 5-14　ER-ER 双层耦合网络上，每类节点比例随时间演化

在最优信息传递率时，图 5-15 展示了两个传播动力学的微观共演化特性。其他参数设置为 $\lambda_A = 0.22$，$\lambda_B = 0.3$ 和 $p = 0.8$。图 5-15(a)给出了 $p_A^A(t)$ 和 $p_B(t)$ 随 t 的变化，发现信息和疾病传播具有类似的宏观演化特性。图 5-15(b)展示了信息相对增长速率 $v_I(t)$ 和疾病相对增长速率 $v_D(t)$，发现变化趋势与真实数据类似，并且具有相同和相反的变化趋势。图 5-15(c)给出了两个时间序列 $v_D(t)$ 和 $v_I(t)$ 的交叉关联性，在时间窗口较小时，系统存在正交

叉关联和负交叉关联,如图 5-15(d)所示。值得注意的是,图 5-15 的微观演化现象与图 5-1 很吻合。大量的实验模拟发现,异质网络结构也有类似的现象。因此,对于信息—疾病共演化动力学,当宏观和微观演化过程有类似的演化趋势时,信息扩散达到最优,能极大程度控制疾病传播范围。

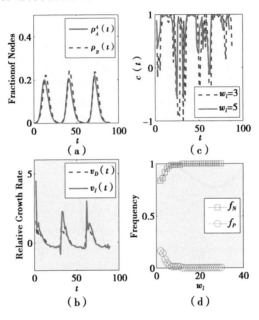

图 5-15　在最优信息传递率时,ER-ER 双层耦合网络上的
信息—疾病共演动力学

图 5-16 研究异质网络结构对传播的影响。利用配置网络模型来生成具有幂率度分布 $p(k) \sim k^{-\gamma_D}$ 的无标度网络。大量的实验模拟发现,度分布指数 γ_D 不定性影响结果。不失一般性,令 $\gamma_D = 3.0$。图中令其他参数为 $\phi = 2$, $p = 0.8$ 和 $\langle k_A \rangle = \langle k_B \rangle = 8$。从图 5-16(b)—(c)中发现,系统存在一个最优信息扩散率,使得疾病传播能极大程度地被抑制。因此,网络结构异质性不影响最优现象。在

图 5-16(d)中发现,通讯网络度分布越均匀,最优信息传递率越大。因为信息(疾病)在均匀(异质)网络传播,当传播率较大时,传播范围更广(窄),进而减小 R_B。在图 5-16(e)中发现,疾病爆发阈值 λ_c^B 只与网络 B 的结构相关,与其他参数无关。

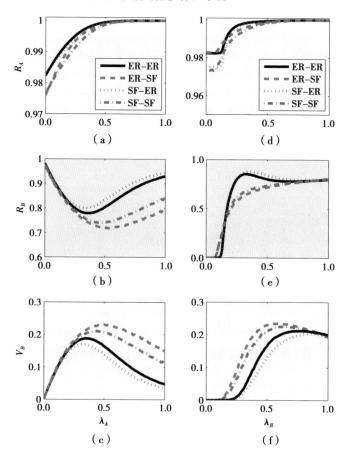

图 5-16　双层耦合网络结构对非对称共演动力学的影响

在 5-16(a)中研究了网络 A 上的信息传播,发现 R_A 随网络 B 的度分布异质性减小。因为当 $\lambda_B = 0.5$ 时,均匀接触网络促进疾病传播。在图 5-16(b)—(c)中发现，当 λ_A 很小时，网络 A 的度分布异质性对 R_B 和 V_B 的影响可以忽略。当 λ_A 较大时，R_B 随网络 A 的异质性增加。因为此时节点难以被免疫，即 V_B 随网络 A 的异质性减小[如图 5-16(c)所示]。

图 5-16(d)—(f)给出了 R_A、R_B 和 V_B 随 λ_B 的变化。图中令 $\lambda_A = 0.5$。当 $\lambda_B < \lambda_c^B$ 时，R_A 随网络 A 的度分布异质性减小，但网络 A 的度分布异质性对 R_B 和 V_B 的影响可以忽略。当 $\lambda_B > \lambda_c^B$ 时，网络 A 的度分布异质性不影响信息传播。因为，此时较少节点被免疫，从而促进了疾病传播。从图 5-16 中发现，当 λ_B 较小时，网络 B 的度分布异质性促进信息和疾病传播；当 λ_B 较大时，网络 B 的度分布异质性抑制信息和疾病传播。

5.4　本章小结

在真实社会中，信息扩散和疾病传播往往相互作用、共同演化。本章研究了在双层耦合网络上的社会—生物传播动力学，即如何基于信息扩散来控制疾病传播。为系统地研究这一问题，本章分 3 个小节详细探讨。

第 5.1 节首先分析了门诊访问量(ILI)和 Google 流行病趋势(GFT)访问量的时间序列。通过分析时间序列的交叉关联性，发现信息—疾病耦合传播动力学之间存在非对称耦合作用。具体来讲，疾病传播促进信息传播，而信息传播抑制疾病传播。根据这一发现，第 5.2 节和第 5.3 节进一步研究了两种不同免疫机制的信息—疾病传播动力学。

根据第 5.1 节所发现的非对称耦合机制,第 5.2 节提出了一个通讯—接触网络上的信息—疾病耦合传播动力学模型。在模型中,假设个体采取免疫措施时基于一种简单的确认机制,即它只需要在通讯网络上接收到信息就采取免疫措施。通过异质平均场理论分析和大量的实验模拟,发现通讯网络上的信息爆发可由自身传播或疾病爆发导致,并且信息传播范围随信息传递率和疾病传递率增加。当信息传递率较大时,接触网络上的疾病爆发阈值增加,并且疾病传播范围减小。当通讯—接触耦合网络层间存在度关联时,强度关联不影响信息爆发阈值,但能免疫度大的节点,从而有效地抑制疾病传播。

然而,在真实社会中,免疫具有一定的风险和代价,理性的人在免疫时会通过多种渠道来确认自身是否有被疾病感染的风险。因此,在第 5.3 节中研究了一个基于复杂免疫机制的信息—疾病传播动力学。在模型中,节点被免疫时需要在通讯网络和接触网络上同时确认。通过大量的实验模拟和理论分析,发现信息爆发条件与第 5.2 节中的结论一致,即信息爆发可由自身传播或疾病传播导致。然而,疾病爆发阈值不受信息传播的影响,即疾病爆发阈值仅依赖于接触网络拓扑结构。在指定疾病传播率时,系统存在一个最优的信息扩散率,使得疾病传播范围能极大程度地被抑制。在最优信息传递率下,信息—疾病演化过程与真实传播演化过程极为类似。网络结构异质性不定性地影响上述结论。此外,当信息传递较慢时,通讯网络度分布异质性对疾病传播影响很小。当信息传递较快时,度分布均匀的通讯网络能免疫更多节点,从而能有效地抑制疾病传播。

基于实证分析,在信息—疾病传播动力学中发现它们之间存在非对称耦合作用,这有助于构建真实合理的信息—疾病共演化动力学模型。本章提出了两个非对称耦合传播动力学模型,并拓展了与之相对应的异质平均场理论,这为利用信息扩散来控制疾病传播提供了一些理论支撑。然而对于社会—生物传播,仍然存在一些挑战性问题,尤其是如何提出一套准确的理论方法来描述强动力学关联性,还有待进一步的深入研究。

第6章　总结与展望

6.1　全书总结

现实世界中的众多生物和社会现象,如计算机病毒传播、信息扩散、谣言传播、行为传播和金融风险扩散等,都可描述为复杂网络上的传播动力学。研究复杂网络上的传播动力学,一方面有助于理解真实传播中的演化规律,另一方面可为预测和控制动力学过程提供一些理论支撑。针对研究对象的不同,网络传播动力学可分为生物传播、社会传播和社会—生物传播,分别在第3章、第4章和第5章中进行了研究。

在第1章和第2章中,本书介绍了复杂网络上的传播动力学的最新研究进展、创新、全书安排,以及复杂网络和传播动力学的基本知识简介。第3章研究了复杂网络上的生物传播,即疾病传播。利用准确的理论方法来描述复杂网络上的传播动力学是一个热点问题。然而,错综复杂的网络结构和强动力学关联性,导致现有理论难以准确描述任意网络上的传播动力学。在利用现有经典理论

方法预测疾病爆发阈值时,往往会得到不同的理论值。对于任意
一个网络上的生物传播,哪种方法的理论值更接近于真实阈值,以
及这些理论阈值之间的关联性,是复杂网络上的传播动力学理论
研究的一个重要问题。因此,在第 3.1 节中,研究了平均场类型
(MFL)方法、淬火平均场(QMF)方法和动态信息传递(DMP)方法
所预测的理论阈值之间的关联性和准确性。通过研究 SIR 模型在
无关联配置网络和 56 个真实网络上的爆发阈值,发现在大多数情
况下 DMP 方法更接近真实阈值。在无关联配置网络上,用 MFL 方
法和 DMP 方法得到相同的疾病爆发理论阈值,并且与真实疾病爆
发阈值很吻合。但是,QMF 方法所预测的理论阈值容易偏离真实
阈值。对于 56 个真实网络,正关联网络、特征向量局域于 K 核的
网络和高集群系数的网络,MFL 方法的理论阈值最接近真实阈值。
对于其他情况,DMP 方法的理论阈值更接近真实阈值。对于权重
网络上的生物传播,目前还尚未有准确的理论方法来描述。鉴于
此,在第 3.2 节中,拓展了一套准确的边权划分理论,来研究具有任
意度分布和权重分布网络上的疾病传播。通过大量的实验模拟,
发现理论值能很好地预测疾病传播范围和爆发阈值,并且度分布
和权重分布的异质性对疾病传播范围和爆发阈值都有显著影响。
一方面,增加度分布异质性或减小权重分布异质性会导致疾病更
容易爆发。另一方面,在单位传播率较小时,度分布异质性促进疾
病传播;然而,当单位传播率较大时,度分布异质性抑制传播。此
外,还提出了一个基于边权大小来控制疾病传播的免疫策略。理
论分析和实验模拟都发现,免疫高权重连边更利于控制疾病传播,
尤其是对于度分布均匀且权重分布异质性强的网络效果更好。

　　与生物传播不同,加强效应是社会传播的一个重要机制。非

冗余信息记忆对社会加强效应有着重要的影响,但它对社会传播的影响还很少被研究。因此,第4章系统地研究了非冗余信息记忆加强效应对社会传播的影响。首先,在第4.1节中提出了一个基于非冗余信息记忆加强效应的社会传播模型,并拓展了一套准确的边划分理论方法。以传播阈值模型为例,研究了非冗余信息记忆对社会传播的影响,发现最终的行为采纳比例随信息传递率呈现出连续或非连续增长。更为重要的是,行为采纳比例的增长形式存在一个交叉现象:从非连续增长变为连续增长。减小个体的采纳阈值、增大初始感染态个体比例,或增强度分布异质性,交叉现象就会出现。在第4.2节中,考虑到不同个体的差异性,进一步研究了异质采纳阈值对社会传播的影响。为了研究采纳阈值异质性,提出了一个简单的二元传播阈值模型,即网络中存在一定比例的"活跃者"(采纳阈值较低)和"顽固者"(采纳阈值较高)。通过拓展的边划分理论和实验模拟,发现系统可能存在一级相变、二级相变或混合相变,并且在一定条件下这些相变类型会发生转变。当顽固者的采纳阈值较低时,增大活跃者相对比例,相变从一级变为二级;当顽固者的采纳阈值较大时,改变活跃者比例、减小平均度或增强度分布异质性,系统相变从混合变为二级。最后,在第4.3节中,考虑到个体精力的有限性,研究了个体的接触能力对社会传播的影响。在模型中,假设每个时间步个体只能接触部分邻居,而并非所有邻居。一方面,增加接触能力会促进行为传播;另一方面,当高于某一度分布临界指数时,增加接触能力导致行为采纳比例的增长形式从连续变为非连续。

在真实系统中,社会传播和生物传播往往相互作用、共同演化。然而,对社会—生物传播的耦合机制研究和建模还很少。因此,在第 5 章中,系统地研究了社会—生物传播,利用社会传播来控制生物传播,发现信息扩散能有效地控制疾病传播。首先,在第 5.1 节中分析了一组信息和疾病共演化真实数据,发现信息和疾病传播之间存在非对称耦合机制:疾病传播促进信息扩散,信息扩散抑制疾病传播。根据这一发现的耦合机制,在第 5 章中提出了两个不同免疫机制的信息—疾病共演化传播模型。在第 5.2 节中,提出了一个基于简单的免疫机制的信息—疾病传播模型。在模型中,接触网络上的节点采取免疫措施仅需在通讯网络上确认,即它的耦合节点接收到了信息。基于大量的实验模拟和拓展的异质平均场理论分析,发现通讯网络上的信息爆发存在两种情况,即信息在通讯网络上自身传播导致,或者接触网络上的疾病爆发而引发。信息的爆发能有效地控制疾病传播,并能增加疾病爆发阈值,尤其是当层间存在正的度关联时,更能有效地控制疾病传播。考虑到免疫的风险和代价,理性的人都会通过多方确认后才决定是否采纳免疫措施,在第 5.3 节进一步提出了基于多源信息确认的信息—疾病传播模型。在模型中,假设接触网络上的节点采取免疫措施需要同时在两个网络上确认,即它在接触网络上处于危险中,并且在通讯网络中接收到信息。通过理论分析和实验模拟,发现信息的爆发可由自身传播导致或疾病爆发引发,而疾病爆发阈值不改变。重要的是,在指定疾病传播率时,存在一个能够极大程度抑制疾病传播范围的最优信息传递率。此时,信息—疾病的演化时间序列与真实数据吻合,这在一定程度上说明真实的信息扩散可能达到了最优状态。最后,我们还发现耦合网络结构不定性地影响上述现象。

本书在生物传播、社会传播和社会—生物传播方面的研究结果对现实情况具有一定的实践意义。一方面,这些理论研究有助于我们对真实传播现象机制和规律的理解,进一步为预测和控制真实传播动力学提供理论支撑。另一方面,这些研究方法还有助于分析其他动力学过程,如金融风险传播。

6.2　研究展望

本书研究了复杂网络上的传播动力学的三个主要研究方向:生物传播、社会传播和社会—生物传播。对于生物传播,研究了理论方法在预测疾病传播范围和爆发阈值时的准确性;对于社会传播,系统地研究了基于非冗余信息记忆加强效应的社会传播动力学,包括结构参量和动力学参量对行为传播的影响;对于社会—生物传播,研究了通讯—接触耦合网络上的信息—疾病传播,利用信息传播来控制疾病传播。在大数据时代,这三个主要研究方向的许多重要问题有待进一步探究,更迎来了新的挑战,主要包括三个方面:如何通过海量传播大数据揭示传播机制和规律,并建立合理的传播模型;网络中尺度特性如何影响传播动力学过程;以及如何发展更加准确的理论方法来描述不同的传播动力学过程。

（1）数据驱动的网络传播动力学建模。在本书中,生物传播和社会传播的机制都未通过真实数据检验,其合理性和真实性还有待进一步研究。对于社会—生物传播,虽然通过真实数据分析发现了非对称耦合机制,但是否存在更加复杂的传播机制还有待进一步研究。例如,个体的传播概率是否依赖自身属性、所处环境,以及所处时间等。因此,在后续研究中,需要通过海量真实传播大数据揭示真实现象的传播机制和规律,再构建合理的传播模型,即需要数据驱动的网络传播动力学建模。在大数据时代,人们有更多的渠道来获取海量的真实传播数据。例如,通过网络爬虫等手段可获取 H1N1、H7N9、埃博拉病毒、美国总统选举投票行为、用户微博转发行为,以及信息和疾病传播共演化等数据。借助网络科学理论、数据挖掘方法,以及系统科学中的研究思想方法去分析这些海量数据,为揭示真实的生物传播、社会传播和社会—生物传播机制和建模带来了希望。数据驱动的网络传播动力学建模是准确理解传播动力学的基础,只有刻画了真实的动力学过程,才可能准确地预测和控制动力学过程。

(2)网络结构特性对传播动力学的影响。在本书中,研究了度分布和平均度对传播动力学的影响,而忽略了集群系数、度关联和模体等中尺度特性所带来的影响,尤其对社会传播和社会—生物传播的影响。已有研究表明,网络中尺度结构特性对生物传播有很大的影响。例如,强社区结构导致疾病更容易爆发,而负关联抑制疾病爆发。对于非冗余信息记忆加强效应的社会传播和社会—生物传播,网络中尺度结构特性的影响还需要系统地研究。

(3)发展准确理论方法。理论方法对理解复杂网络上的传播动力学至关重要,但错综复杂的网络结构和强动力学关联性,导致现有理论难以准确刻画任意网络上的传播。本书中所拓展的边权划分方法和异质平均场方法,都只能刻画无关联网络上的传播动力学过程。然而,对于关联网络、高集群系数网络和具有社区结构的网络,本书拓展的理论方法都无法准确刻画。因此,如何发展准确的理论方法值得进一步研究。此外,社会—生物耦合传播动力学的准确理论方法还未曾建立。在求解社会—生物耦合传播动力学爆发阈值时,本书拓展的理论方法假设传播快的先传播,传播慢的后传播,而忽略了共演化动力学在相同时间尺度上演化的特性。

总之,在大数据时代,复杂网络上的传播动力学也迎来了新的挑战,数据驱动的网络传播动力学建模、网络中尺度结构特性对传播的影响,以及准确的理论方法都尚未完善。因此,对复杂网络上的生物传播、社会传播和社会—生物传播的研究还有待深入,对其相应的预测和控制也需要进一步研究。

参考文献

［1］Pastor-Satoras R, Castellano C, Van Mieghem P, et al. Epidemic processes in complex networks［J］. Reviews of Modern Physics, 2015, 87(3): 925-980.

［2］Castellano C, Fortunato S, Loreto V. Statistical physics of social dynamics［J］. Reviews of Modern Physics, 2009, 81(2): 591-644.

［3］Flack J C, D'Souza R M. The digital age and the future of social network science and engineering［J］. Proceedings of the IEEE, 2014, 102(12): 1873-1877.

［4］Hypponen M. Malware goes mobile［J］. Scientific American, 2006, 295(5): 70-77.

［5］Wang P, González M C, Hidalgo C A, et al. Understanding the spreading patterns of mobile phone viruses［J］. Science, 2009, 324(5930): 1071-1076.

［6］汪小帆,李翔,陈关荣. 复杂网络理论及其应用[M]. 北京:清华大学出版社,2006.

［7］Abdullah K, Lee C, Conti G, et al. Visualizing network data for intrusion detection［C］. IEEE Workshop Visualization for Computer

Security（VizSEC'05），2005，100-108.

[8] Keizer G. Sasser worm impacted businesses around the world[N]. Tech Web News，2004，May 7.

[9] Baize S, Pannetier D, Oestereich L, et al. Emergence of Zaire Ebola virus disease in Guinea[J]. New England Journal of Medicine，2014，371(15)：1418-1425.

[10] Pipper J, Inoue M, Ng L F, et al. Catching bird flu in a droplet [J].Nature Medicine，2007，13(10)：1259-1263.

[11] Bajardi P, Poletto C, Ramasco J J, et al. Human mobility networks, travel restrictions, and the global spread of 2009 H1N1 pandemic[J]. PloS ONE，2011，6(1)：e16591.

[12] Kreindler G E, Young H P. Rapid innovation diffusion in social networks[J]. Proceedings of the National Academy of Sciences，2014，111(3)：10881-10888.

[13] Young H P. The dynamics of social innovation[J]. Proceedings of the National Academy of Sciences, 2011, 108 (4): 21285-21291.

[14] Laranjo L, Arguel A, Neves A L, et al. The influence of social networking sites on health behavior change：a systematic review and meta-analysis[J]. Journal of the American Medical Informatics Association，2014：14.

[15] Barabási A L. Networks：an introduction[M]. London：Cambridge University Press，2015.

[16] May R M, Arinaminpathy N. Systemic risk：the dynamics of model banking systems [J]. Journal of the Royal Society

Interface, 2010, 7(46): 823-838.

[17] Arinaminpathy N, Kapadia S, May R M. Size and complexity in model financial systems [J]. Proceedings of the National Academy of Sciences, 2012, 109(45): 18338-18343.

[18] Battiston S, Farmer J D, Flache A, et al. Complexity theory and financial regulation[J]. Science, 2016, 351(6275): 818-819.

[19] Garas A, Argyrakis P, Rozenblat C, et al. Worldwide spreading of economic crisis [J]. New Journal of Physics, 2010, 12 (11): 113043.

[20] Newman M. Networks: an introduction[M]. New York: Oxford University Press, 2010.

[21] Assarsson I L, Mazorchuk V. Dynamical Systems on Networks [J]. Frontiers in Applied Dynamical Systems Reviews & Tutorials, 2016.

[22] Liu S, Perra N, Karsai M, et al. Controlling contagion processes in activity driven networks[J]. Physical review letters, 2014, 112 (11): 118702.

[23] Ferreyra E J, Jonckheere M, Pinasco J P . SIR dynamics with Vaccination in a large Configuration Model [J]. Appl Math Optim, 2021, 84(Suppl 2): 1-50.

[24] Keeling M J, Rohani P. Modeling infectious diseases in humans and animals[M]. Princeton: Princeton University Press, 2008.

[25] Barabási A L, Albert R. Emergence of scaling in random networks[J]. Science, 1999, 286(5439): 509-512.

[26] Pastor-Satorras R, Vespignani A. Epidemic spreading in scale-

free networks [J]. Physical Review Letters, 2001, 86 (14): 3200.

[27] Ferreira S C, Castellano C, Pastor-Satorras R. Epidemic thresholds of the susceptible-infected-susceptible model on networks: a comparison of numerical and theoretical results [J]. Physical Review E, 2012, 86(4): 041125.

[28] Shu P, Wang W, Tang M, et al. Numerical identification of epidemic thresholds for susceptible-infected-recovered model on finite-size networks[J]. Chaos, 2015, 25(6): 063104.

[29] Fennell P G, Melnik S, Gleeson J P. Limitations of discrete-time approaches to continuous-time contagion dynamics[J]. Physical Review E, 2016, 94(5): 052125.

[30] Wang W, Tang M, Stanley H E, et al. Unification of theoretical approaches for epidemic spreading on complex networks[J]. Reports on Progress in Physics, 2016, 80: 036603.

[31] Newman M E. Spread of epidemic disease on networks[J]. Physical Review E, 2002, 66(1): 016128

[32] Wang W, Tang M, Zhang H F, et al. Epidemic spreading on complex networks with general degree and weight distributions[J]. Physical Review E, 2014, 90(4): 042803.

[33] Boguá M, Castellano C, Pastor-Satorra R. Nature of the epidemic threshold for the susceptible-infected-susceptible dynamics in networks[J]. Physical Review Letters, 2013, 111(6): 068701.

[34] Castellano C, Pastor-Satorras R. Thresholds for epidemic spreading in networks[J]. Physical Review Letters, 2010, 105

(21): 218701.

[35] Van Mieghem P, Van de Bovenkamp R. Non-Markovian infection spread dramatically alters the susceptible-infected-susceptible epidemic threshold in networks[J]. Physical Review Letters, 2013, 110(10): 108701.

[36] Parshani R, Carmi S, Havlin S. Epidemic threshold for the susceptible-infectious-susceptible model on random networks [J]. Physical Review Letters, 2010, 104(25): 258701.

[37] Lee H K, Shim P S, Noh J D. Epidemic threshold of the susceptible-infected-susceptible model on complex networks [J]. Physical Review E, 2013, 87(6): 062812.

[38] Barthélemy M, Barrat A, Pastor-Satorras R, et al. Velocity and hierarchical spread of epidemic outbreaks in scale-free networks [J]. Physical Review Letters, 2004, 92(17): 178701.

[39] Cui A X, Wang W, Tang M, et al. Efficient allocation of heterogeneous response times in information spreading process [J]. Chaos, 2014, 24(3): 033113.

[40] Shu P, Tang M, Gong K, et al. Effects of weak ties on epidemic predictability on community networks [J]. Chaos, 2012, 22(4): 043124.

[41] Crepey P, Alvarez F P, Barthélemy M. Epidemic variability in complex networks [J]. Physical Review E, 2006, 73(4): 046131.

[42] Pastor-Satorras R, Vespignani A. Epidemic dynamics in finite size scale-free networks [J]. Physical Review E, 2002, 65

（3）：035108.

［43］ Yang Z, Zhou T. Epidemic spreading in weighted networks: an edge-based mean-field solution［J］. Physical Review E, 2012, 85 （5）：056106.

［44］ Kamp C, Moslonka-Lefebvre M, Alizon S. Epidemic spread on weighted networks ［J］. PLoS Comput Biol, 2013, 9 （12）：e1003352.

［45］ Sun Y, Liu C, Zhang C X, et al. Epidemic spreading on weighted complex networks ［J］. Physics Letters A, 2014, 378 （7）：635-640.

［46］ Moreno Y, Gómez J B, Pacheco A F. Epidemic incidence in correlated complex networks ［J］. Physical Review E, 2003, 68 （3）：035103.

［47］ Wang R S, Albert R. Effects of community structure on the dynamics of random threshold networks［J］. Physical Review E, 2013, 87（1）：012810.

［48］ Newman M E. Random graphs with clustering［J］. Physical Review Letters, 2009, 103（5）：058701.

［49］ Xu E H, Wang W, Xu C, et al. Suppressed epidemics in multirelational networks［J］. Physical Review E, 2015, 92（2）：022812.

［50］ Buono C, Vazquez F, Macri P, et al. Slow epidemic extinction in populations with heterogeneous infection rates［J］. Physical Review E, 2013, 88（2）：022813.

［51］ Boccaletti S, Bianconi G, Criado R, et al. The structure and dynamics of multilayer networks［J］. Physics Reports, 2014, 544

（1）：1-122.

［52］ Kivelä M, Arenas A, Barthelemy M, et al. Multilayer networks ［J］. Journal of Complex Networks, 2014, 2(3)：203-271.

［53］ Buono C, Braunstein L A. Immunization strategy for epidemic spreading on multilayer networks ［J］. EPL（Europhysics Letters）, 2015, 109(2)：26001.

［54］ Holme P, Saramäki J. Temporal networks［J］. Physics Reports, 2012, 519(3)：97-125.

［55］ Wang L, Li X. Spatial epidemiology of networked metapopulation：an overview ［J］. Chinese Science Bulletin, 2014, 59(28)：3511-3522.

［56］ Barthélemy M. Spatial networks［J］. Physics Reports, 2011, 499 (1)：1-101.

［57］ Wu Y, Zhou C, Xiao J, et al. Evidence for a bimodal distribution in human communication［J］. Proceedings of the National Academy of Sciences, 2010, 107(44)：18803-18808.

［58］ Jiang Z Q, Xie W J, Li M X, et al. Calling patterns in human communication dynamics［J］. Proceedings of the National Academy of Sciences, 2013, 110(5)：1600- 1605.

［59］ Malmgren R D, Stouffer D B, Motter A E, et al. A Poissonian explanation for heavy tails in e-mail communication ［J］. Proceedings of the National Academy of Sciences, 2008, 105 (47)：18153-18158.

［60］ Gonc B, Ramasco J J. Human dynamics revealed through Web analytics［J］. Physical Review E, 2008, 78(2)：026123.

[61] Leskovec J, Horvitz E. Planetary-scale views on a large instant-messaging network [C]. Proceedings of the 17th international conference on World Wide Web, ACM, 2008: 915-924.

[62] Radicchi F. Human activity in the web [J]. Physical Review E, 2009, 80(2): 026118.

[63] Chun H, Kwak H, Eom Y H, et al. Comparison of online social relations in volume vs interaction: a case study of cyworld [C]. Proceedings of the Internet Measurement Conference (IMC'08), 2008, 57-70.

[64] Gonzalez M C, Hidalgo C A, Barabasi A L. Understanding individual human mobility patterns [J]. Nature, 2008, 453(7196): 779-782.

[65] 周涛, 韩筱璞, 闫小勇, 等. 人类行为时空特性的统计力学 [J]. 电子科技大学学报, 2013, 42(4): 481-540.

[66] Vazquez A, Racz B, Lukacs A, et al. Impact of non-Poissonian activity patterns on spreading processes [J]. Physical Review Letters, 2007, 98(15): 158702.

[67] Jo H H, Perotti J I, Kaski K, et al. Analytically solvable model of spreading dynamics with non-Poissonian processes [J]. Physical Review X, 2014, 4(1): 011041.

[68] Watts D J, Muhamad R, Medina D C, et al. Multiscale, resurgent epidemics in a hierarchical metapopulation model [J]. Proceedings of the National Academy of Sciences, 2005, 102(32): 11157-11162.

[69] Balcan D, Vespignani A. Phase transitions in contagion processes

mediated by recurrent mobility patterns [J]. Nature Physics, 2011,7(7): 581-586.

[70] Balcan D, Colizza V, Gonc B, et al. Multiscale mobility networks and the spatial spreading of infectious diseases[J]. Proceedings of the National Academy of Sciences, 2009, 106 (51): 21484-21489.

[71] Belik V, Geisel T, Brockmann D.Natural human mobility patterns and spatial spread of infectious diseases[J]. Physical Review X, 2011,1(1): 011001.

[72] Brockmann D, Helbing D. The hidden geometry of complex, network-driven contagion phenomena [J]. Science, 2013, 342 (6164): 1337-1342.

[73] Iannelli F, Koher A, Brockmann D, et al. Effective distances for epidemics spreading on complex networks [J]. Phys Rev E, 2017,95(1-1): 012313.

[74] Gómez-Gardenes J, Echenique P, Moreno Y. Immunization of real complex communication networks [J]. The European Physical Journal B, 2006,49(2):259-264.

[75] Hai-Feng Z, Ke-Zan L, Xin-Chu F, et al. An efficient control strategy of epidemic spreading on scale-free networks [J]. Chinese Physics Letters, 2009, 26(6): 068901.

[76] Cohen R, Havlin S, Ben-Avraham D. Efficient immunization strategies for computer networks and populations [J]. Physical Review Letters, 2003, 91(24): 247901.

[77] Granell C, Gómez S, Arenas A. Dynamical interplay between

awareness and epidemic spreading in multiplex networks[J]. Physical ReviewLetters,2013,111(12): 128701.

[78] Zhang Z K,Liu C,Zhan X X,et al. Dynamics of information diffusion and its applications on complex networks[J]. Physics Reports,2016,651: 1-34.

[79] Centola D. An experimental study of homophily in the adoption of health behavior[J]. Science,2011,334(6060): 1269-1272.

[80] Banerjee A,Chandrasekhar A G,Duflo E,et al. The diffusion of microfinance[J]. Science,2013,341(6144): 1236498.

[81] Weiss C H,Poncela-Casasnovas J,Glaser J I,et al. Adoption of a high-impact innovation in a homogeneous population [J]. Physical Review X,2014,4(4): 041008.

[82] Christakis N A,Fowler J H. The spread of obesity in a large social network over 32 years[J]. New England Journal of Medicine,2007,357(4): 370-379.

[83] Christakis N A,Fowler J H. The collective dynamics of smoking in a large social network[J]. New England Journal of Medicine,2008,358(21): 2249-2258.

[84] Fowler J H,Christakis N A. Dynamic spread of happiness in a large social network: longitudinal analysis over 20 years in the Framingham Heart Study[J]. BMJ,2008,337: a2338.

[85] Karsai M,Iñiguez G,Kaski R,et al. Complex contagion process in spreading of online innovation [J]. Journal of The Royal Society Interface,2014,11(101): 20140694.

[86] Karsai M,Iñiguez G,Kikas R,et al. Local cascades induced

global contagion: How heterogeneous thresholds, exogenous effects, and unconcerned behaviour govern online adoption sprea-ding[J]. Sci Rep,2016,6: 27178.

[87] Watts D J. A simple model of global cascades on random networks[J]. Proceedings of the National Academy of Sciences, 2002,99(9): 5766-5771.

[88] Granovetter M S. The strength of weak ties[J]. American Journal of Sociology,1973,78(6): 1360-1380.

[89] Gleeson J P,Cahalane D J. Seed size strongly affects cascades on random networks[J]. Physical Review E,2007,75(5): 056103.

[90] Whitney D E. Dynamic theory of cascades on finite clustered ran-dom networks with a threshold rule [J]. Physical Review E, 2010,82(6): 066110.

[91] Gleeson J P. Cascades on correlated and modular random networks[J]. Physical Review E,2008,77(4): 046117.

[92] Nematzadeh A,Ferrara E,Flammini A,et al. Optimal network modularity for information diffusion[J]. Physical Review Letters, 2014,113(8): 088701.

[93] Lee K M,Brummitt C D,Goh K I. Threshold cascades with re-sponse heterogeneity in multiplex networks[J]. Physical Review E,2014,90(6): 062816.

[94] Brummitt C D, Lee K M, Goh K I. Multiplexity-facilitated cascades in networks [J]. Physical Review E, 2012, 85 (4): 045102.

[95] Yaan O, Gligor V. Analysis of complex contagions in random

multiplex networks [J]. Physical Review E, 2012, 86 (3): 036103.

[96] Takaguchi T, Masuda N, Holme P. Bursty communication patterns facilitate spreading in a threshold-based epidemic dynamics[J]. PloS ONE,2013,8(7): e68629.

[97] Karimi F, Holme P. Threshold model of cascades in empirical temporal networks[J]. Physica A: Statistical Mechanics and its Applications,2013,392(16): 3476-3483

[98] Ruan Z, Iniguez G, Karsai M, et al. Kinetics of social contagion [J].Physical Review Letters,2015,115(21): 218702.

[99] Lee D, Choi W, Kertsz J, et al. Universal mechanism for hybrid percolation transitions[J]. Sci Rep,2017,7(1): 5723.

[100] Dodds P S, Watts D J. Universal behavior in a generalized model of contagion [J]. Physical Review Letters, 2004, 92 (21): 218701.

[101] Lü L, Chen D B, Zhou T. The small world yields the most effective information spreading[J]. New Journal of Physics,2011, 13(12): 123005.

[102] Dodds P S, Watts D J. A generalized model of social and biological contagion [J]. Journal of Theoretical Biology, 2005, 232 (4): 587-604.

[103] Chung K, Baek Y, Kim D, et al. Generalized epidemic process on modular networks [J]. Physical Review E, 2014, 89 (5): 052811.

[104] Aral S, Walker D. Identifying influential and susceptible

members of social networks[J]. Science,2012,337(6092):
337-341.

[105] Perc M,Szolnoki A. Coevolutionary games: a mini review[J].
Bio Systems,2010,99(2):109-125.

[106] Karrer B,Newman M E. Competing epidemics on complex net-
works[J]. Physical Review E,2011,84(3):036106.

[107] Sanz J, Xia C Y, Meloni S, et al. Dynamics of interacting
diseases[J]. Physical Review X,2014,4(4):041005.

[108] Marceau V,Noël P A,Hébert-Dufresn L,et al. Modeling the dy-
namical interaction between epidemics on overlay networks[J].
Physical Review E,2011,84(2):026105

[109] Cai W,Chen L,Ghanbarnejad F,et al. Avalanche outbreaks e-
merging in cooperative contagions[J]. Nature Physics,2015,
11(11):936-940.

[110] Newman M E. Threshold effects for two pathogens spreading on
a network [J]. Physical Review Letters, 2005, 95
(10):108701.

[111] Gleeson J P,Cellai D,Onnela J P,et al. A simple generative
model of collective online behavior[J]. Proceedings of the Na-
tional Academy of Sciences,2014,111(29):10411-10415.

[112] Gleeson J P,O'Sullivan K P,Baños R A,et al. Effects of Net-
work Structure, Competition and memory time on social
spreading phenomena [J]. Physical Review X, 2016, 6
(2):021019.

[113] Feng L,Hu Y,Li B,et al. Competing for attention in social

media under information overload conditions[J]. PloS ONE, 2015,10(7): e0126090.

[114] Gleeson J P, Ward J A, O'sullivan K P, et al. Competition-induced criticality in a model of meme popularity[J]. Physical Review Letters,2014,112(4): 048701.

[115] Funk S, Salathé M, JansenV A. Modelling the influence of human behaviour on the spread of infectious diseases: a review [J]. Journal of the Royal Society Interface, 2010, 7 (50): 1247-1256.

[116] Meloni S, Perra N, Arenas A, et al. Modeling human mobility responses to the large-scale spreading of infectious diseases [J]. Scientific Reports,2011,1: 62.

[117] Wang B, Cao L, Suzuki H, et al. Safety-information-driven human mobility patterns with metapopulation epidemic dynamics[J]. Scientific Reports,2012,2: 00887.

[118] Gross T, Blasius B. Adaptive coevolutionary networks: a review [J]. Journal of the Royal Society Interface, 2008, 5 (20): 259-271.

[119] Gross T, D'Lima C J D, Blasius B. Epidemic dynamics on an adaptive network [J]. Physical Review Letters, 2006, 96 (20): 208701.

[120] Manfredi P, D'Onofrio A. Modeling the interplay between human behavior and the spread of infectious diseases [M]. Berlin: Springer Science & Business Media,2013.

[121] Bauch C T, Galvani A P. Social factors in epidemiology [J].

Science,2013,342(6154):47-49.

[122] Funk S,Gilad E,Watkins C,et al. The spread of awareness and its impact on epidemic outbreaks[J]. Proceedings of the National Academy of Sciences,2009,106(16):6872-6877.

[123] Granell C,Gómez S,Arenas A. Competing spreading processes on multiplex networks:awareness and epidemics[J]. Physical Review E,2014,90(1):012808.

[124] Erdo S P,Renyi A. On random graphs I[J]. Publ Math Debrecen,1959,6:290-297.

[125] Watts D J,Strogatz S H. Collective dynamics of "small-world" networks[J]. Nature,1998,393(6684):440-442.

[126] Solé-Ribalta A,Gómez S,Arenas A. Congestion induced by the structure of multiplex networks[J]. Physical Review Letters,2016,116(10):108701.

[127] De Domenico M,Solé-Ribalta A,Gómez S,et al. Navigability of interconnected networks under random failures [J]. Proceedings of the National Academy of Sciences,2014,111 (23):8351-8356.

[128] Lloyd A L,May R M. How viruses spread among computers and people[J]. Science,2001,292(5520):1316-1317.

[129] Zanin M, Papo D, Sousa P A, et al. Combining complex networks and data mining:why and how[J]. Physics Reports,2016,635:1-44.

[130] Albert R,Barabási A L. Statistical mechanics of complex networks[J]. Reviews of Modern Physics,2002,74(1):47.

[131] Clauset A, Shalizi C R, Newman M E. Power-law distributions in empirical data[J]. SIAM Review, 2009, 51(4): 661-703.

[132] Boccaletti S, Latora V, Moreno Y, et al. Complex networks: Structure and dynamics[J]. Physics Reports, 2006, 424(4): 175-308.

[133] Cohen R, Havlin S. Complex networks: structure, robustness and function[M]. London: Cambridge University Press, 2010.

[134] Newman M E. The structure of scientific collaboration networks [J]. Proceedings of the National Academy of Sciences, 2001, 98(2): 404-409.

[135] Barrat A, Barthelemy M, Pastor-Satorras R, et al. The architecture of complex weighted networks[J]. Proceedings of the National Academy of Sciences, 2004, 101 (11): 3747-3752.

[136] Onnela J P, Saramäki J, Hyvönen J, et al. Analysis of a large-scale weighted network of one- to-one human communication [J]. New Journal of Physics, 2007, 9(6): 179.

[137] Zhuo Z, Cai S M, Fu Z Q, et al. Hierarchical organization of brain functional networks during visual tasks[J]. Physical Review E, 2011, 84(3): 031923.

[138] Amaral L A N, Scala A, Barthelemy M, et al. Classes of small-world networks[J]. Proceedings of the National Academy of Sciences, 2000, 97(21): 11149-11152.

[139] Newman M E. Assortative mixing in networks[J]. Physical Review Letters, 2002, 89(20): 208701.

［140］ Newman M E, Girvan M. Finding and evaluating community structure in networks［J］. Physical Review E, 2004, 69 (2): 026113.

［141］ Girvan M, Newman M E. Community structure in social and biological networks［J］. Proceedings of the National Academy of Sciences, 2002, 99(12): 7821-7826.

［142］ Barabási A L. Network science［J］. Philosophical Transactions of the Royal Society of London A: Mathematical, Physical and Engineering Sciences, 2013, 371(1987): 20120375.

［143］ Catanzaro M, Boguñá M, Pastor-Satorras R. Generation of uncorrelated random scale-free networks［J］. Physical Review E, 2005, 71(2): 027103.

［144］ 王伟, 舒盼盼, 唐明, 等. 网络传播动力学模拟方法评述［J］. 电子科技大学学报, 2016, 45(2): 288-294.

［145］ Schönfisch B, de Roos A. Synchronous and asynchronous updating in cellular automata［J］. BioSystems, 1999, 51(3): 123-143.

［146］ Gillespie D T. A general method for numerically simulating the stochastic time evolution of coupled chemical reactions［J］. Journal of Computational Physics, 1976, 22(4): 403-434.

［147］ Shu P, Wang W, Tang M, et al. Recovery rate affects the effective epidemic threshold with synchronous updating［J］. Chaos, 2016, 26(2): 063108.

［148］ Ferreira S C, Ferreira R S, Castellano C, et al. Quasistationary simulations of the contact process on quenched networks［J］.

Physical Review E,2011,84(6): 066102.

[149] Chen W,Schröder M,D'Souza R M,et al. Microtransition cascades to percolation[J]. Physical Review Letters,2014,112 (15): 155701.

[150] Newman M E,Strogatz S H,Watts D J. Random graphs with arbitrary degree distributions and their applications[J]. Physical Review E,2001,64(2): 026118.

[151] Altarelli F, Braunstein A, Dall'Asta L, et al. Containing epidemic outbreaks by message-passing techniques [J]. Physical Review X,2014,4(2): 021024.

[152] Shang J,Liu L,Li X,et al. Epidemic spreadingon complex networks with overlapping and non-overlapping community structure[J]. Physica A: Statistical Mechanics and its Applications,2015,419: 171-182.

[153] Boguñá M, Pastor-Satorras R, Vespignani A. Absence of epidemic threshold in scale-free networks with degree correlations[J]. Physical Review Letters,2003,90(2): 028701.

[154] Saumell-Mendiola A,Serrano M A,Boguñá M. Epidemic spreading on interconnected networks [J]. Physical Review E, 2012,86(2): 026106.

[155] Wang W,Tang M,Yang H,et al. Asymmetrically interacting spreading dynamics on complex layered networks[J]. Scientific Reports,2014,4: 5097.

[156] Liu Q H,Wang W,Tang M,et al. Impacts of complex behavioral responses on asymmetric interacting spreading dynamics in

multiplex networks[J]. Scientific Reports,2016,6.

[157] Gómez S, Arenas A, Borge-Holthoefer J, et al. Discrete-time Markov chain approach to contact-based disease spreading in complex networks [J]. Europhysics Letters, 2010, 89 (3): 38009.

[158] Li C, Van de Bovenkamp R, Van Mieghem P. Susceptible-infec-ted-susceptible model: A comparison of N-intertwined and het-erogeneous mean-field approximations[J]. Physical Review E, 2012,86(2): 026116.

[159] Cator E, Van de Bovenkamp R, Van Mieghem P. Susceptible-infected-susceptible epidemics on networks with general infection and cure times [J]. Physical Review E, 2013, 87 (6): 062816.

[160] Chung F, Lu L, Vu V. Spectra of random graphs with given ex-pected degrees[J]. Proceedings of the National Academy of Sciences,2003,100(11): 6313-6318.

[161] Pastor-Satorras R, Castellano C. Distinct types of eigenvector lo-calization in networks[J]. Scientific Reports,2016,6.

[162] Goltsev A V, Dorogovtsev S N, Oliveira J, et al. Localization and spreading of diseases in complex networks [J]. Physical Review Letters,2012,109(12): 128702.

[163] Kitsak M, Gallos L K, Havlin S, et al. Identification of influential spreaders in complex networks[J]. Nature Physics, 2010,6(11): 888-893.

[164] Radicchi F, Castellano C. Beyond the locally treelike approxi-

mation for percolation on real networks[J]. Physical Review E,2016,93(3):030302.

[165] Karrer B,Newman M E. Message passing approach for general epidemic models [J]. Physical Review E, 2010, 82 (1):016101.

[166] Shrestha M,Moore C. Message-passing approach for threshold models of behavior in networks[J]. Physical Review E,2014, 89(2):022805.

[167] Martin T,Zhang X,Newman M. Localization and centrality in networks[J]. Physical Review E,2014,90(5):052808.

[168] Karrer B, Newman M E, Zdeborová L. Percolation on sparse networks [J]. Physical Review Letters, 2014, 113 (20):208702.

[169] Hamilton K E,Pryadko L P. Tight lower bound for percolation threshold on an infinite graph[J]. Physical Review Letters, 2014,113(20):208701.

[170] Radicchi F,Castellano C. Breaking of the site-bond percolation universality in networks[J]. Nature Communications,2015,6.

[171] Radicchi F. Percolation in real interdependent networks[J]. Nature Physics,2015,11(7):597-602.

[172] Cellai D,Dorogovtsev S N,Bianconi G. Message passing theory for percolation models on multiplex networks with link overlap [J]. Phys Rev E,2016,94(3-1):032301.

[173] Son S W,Bizhani G,Christensen C,et al. Percolation theory on interdependent networks based on epidemic spreading[J]. EPL

（Europhysics Letters），2012，97（1）：16006.

[174] Frisch H，Hammersley J. Percolation processes and related topics[J]. Journal of the Society for Industrial and Applied Mathematics，1963，11（4）：894-918.

[175] Grassberger P. On the critical behavior of the general epidemic process and dynamical percolation[J]. Mathematical Biosciences，1983，63（2）：157-172.

[176] Lagorio C，Migueles M，Braunstein L，et al. Effects of epidemic threshold definition on disease spread statistics[J]. Physica A：Statistical Mechanics and its Applications，2009，388（5）：755-763.

[177] Kenah E，Robins J M. Second look at the spread of epidemics on networks[J]. Physical Review E，2007，76（3）：036113.

[178] Noël P A，Davoudi B，Brunham R C，et al. Time evolution of epidemic disease on finite and infinite networks[J]. Physical Review E，2009，79（2）：026101.

[179] Marder M. Dynamics of epidemics on random networks[J]. Physical Review E，2007，75（6）：066103.

[180] Serrano M A，Boguná M. Percolation and epidemic thresholds in clustered networks[J]. Physical Review Letters，2006，97（8）：088701.

[181] Goltsev A，Dorogovtsev S，Mendes J. Percolation on correlated networks[J]. Physical Review E，2008，78（5）：051105.

[182] Min Y，Jin X，Ge Y，et al. The role of community mixing styles in shaping epidemic behaviors in weighted networks[J]. PloS

ONE,2013,8(2): e57100.

[183] Dickison M,Havlin S,Stanley H E. Epidemics on interconnected networks[J]. Physical Review E,2012,85(6): 066109.

[184] Rocha L E, Liljeros F, Holme P. Information dynamics shape the sexual networks of Internet-mediated prostitution[J]. Proceedings of the National Academy of Sciences,2010,107(13): 5706-5711.

[185] Hu H,Myers S,Colizza V,et al.WiFi networks and malware epidemiology[J]. Proceedings of the National Academy of Sciences,2009,106(5): 1318-1323.

[186] Newman M E, Forrest S, Balthrop J. Email networks and the spread of computer viruses[J]. Physical Review E,2002,66 (3): 035101.

[187] Dorogovtsev S N,Goltsev A V,Mendes J F. Critical phenomena in complex networks[J]. Reviews of Modern Physics,2008,80 (4): 1275.

[188] Moreno Y,Pastor-Satorras R,Vespignani A. Epidemic outbreaks in complex heterogeneous networks[J]. The European Physical Journal B,2002,26(4): 521-529.

[189] Mata A S,Boguñá M,Castellano C,et al. Lifespan method as a tool to study criticality in absorbing-state phase transitions[J]. Physical Review E,2015,91(5): 052117.

[190] Muñoz M A,Juhász R,Castellano C,et al. Griffiths phases on complex networks [J]. Physical Review Letters,2010,105 (12): 128701.

[191] Miller J C, Slim A C, Volz E M. Edge-based compartmental modelling for infectious disease spread [J]. Journal of the Royal Society Interface, 2012, 9(70): 890-906.

[192] Wang W, Tang M, Zhang H F, et al. Dynamics of social contagions with memory of nonredundant information [J]. Physical Review E, 2015, 92(1): 012820.

[193] Eames K T, Keeling M J. Modeling dynamic and network heterogeneities in the spread of sexually transmitted diseases [J]. Proceedings of the National Academy of Sciences, 2002, 99 (20): 13330-13335.

[194] Van Mieghem P, Omic J, Kooij R. Virus spread in networks [J]. IEEE/ACM Transactions on Networking, 2009, 17(1): 1-14.

[195] Lokhov A Y, Mézard M, Zdeborová L. Dynamic message-passing equations for models with unidirectional dynamics [J]. Physical Review E, 2015, 91(1): 012811.

[196] Shrestha M, Scarpino S V, Moore C. Message-passing approach for recurrent-state epidemic models on networks [J]. Physical Review E, 2015, 92(2): 022821.

[197] Krzakala F, Moore C, Mossel E, et al. Spectral redemption in clustering sparse networks [J]. Proceedings of the National Academy of Sciences, 2013, 110(52): 20935-20940.

[198] Radicchi F. Predicting percolation thresholds in networks [J]. Physical Review E, 2015, 91(1): 010801.

[199] Van Mieghem P. Graph spectra for complex networks [M]. London: Cambridge University Press, 2010.

[200] Holme P, Kim B J, Yoon C N, et al. Attack vulnerability of complex networks[J]. Physical Review E, 2002, 65(5): 056109.

[201] Newman M E. The structure and function of complex networks [J]. SIAM Review, 2003, 45(2): 167-256.

[202] Gang Y, Tao Z, Jie W, et al. Epidemic spread in weighted scale-free networks[J]. Chinese Physics Letters, 2005, 22(2): 510.

[203] Deijfen M. Epidemics and vaccination on weighted graphs[J]. Mathematical Biosciences, 2011, 232(1): 57-65.

[204] Rattana P, Blyuss K B, Eames K T, et al. A class of pairwise models for epidemic dynamics on weighted networks[J]. Bulletin of Mathematical Biology, 2013, 75(3): 466-490.

[205] Castellano C, Pastor-Satorras R. Non-mean-field behavior of the contact process on scale-free networks[J]. Physical Review Letters, 2006, 96(3): 038701.

[206] Volz E. SIR dynamics in random networks with heterogeneous connectivity[J]. Journal of Math-ematical Biology, 2008, 56 (3): 293-310.

[207] Volz E, Miller J, Galvani A, et al. Effects of heterogeneousand clustered contact patterns on infectious disease dynamics[J]. PloS of Compute Biology, 2013, 7: e1002042

[208] Miller J C. A note on a paper by Erik Volz: SIR dynamics in random networks[J]. Journal of Mathematical Biology, 2011, 62(3): 349-358.

[209] Valdez L D, Macri P A, Braunstein L A. Temporal percolation of the susceptible network in an epidemic spreading[J]. PloS

ONE,2012,7(9): e44188.

[210] Caldarelli G,Vespignani A. Large scale structure and dynamics of complex networks[M]. Singapore: World Scientific,2007.

[211] Pastor-Satorras R,Vespignani A. Immunization of complex networks[J]. Physical Review E,2002,65(3): 036104.

[212] Chen Y,Paul G,Havlin S,et al. Finding a better immunization strategy[J]. Physical Review Letters,2008,101(5): 058701.

[213] 李睿琪,唐明,许伯铭. 多关系网络上的流行病传播动力学研究[J]. 物理学报,2013,62(16): 504-510.

[214] Gong K,Tang M,Hui P M,et al. An efficient immunization strategy for community networks [J]. PloS ONE, 2013, 8 (12): e83489.

[215] Yang H,Tang M,Zhang H F. Efficient community-based control strategies in adaptive networks[J]. New Journal of Physics, 2012,14(12): 123017.

[216] Gallos L K,Cohen R,Argyrakis P,et al. Stability and topology of scale-free networks under attack and defense strategies[J]. Physical Review Letters,2005,94(18): 188701.

[217] Huang X, Gao J, Buldyrev S V, et al. Robustness of interdependent networks under targeted attack[J]. Physical Review E,2011,83(6): 065101.

[218] Shao J,Buldyrev S V,Braunstein L A,et al. Structure of shells in complex networks [J]. Physical Review E, 2009, 80 (3): 036105.

[219] Boguná M,Pastor-Satorras R,Vespignani A. Cut-offs and finite

size effects in scale-free networks [J]. European Physical Journal B,2004,38(2): 205-209.

[220] Boguná M,Pastor-Satorras R. Epidemic spreading in correlated complex networks [J]. Physical Review E, 2002, 66 (4): 047104.

[221] Centola D,Macy M. Complex contagions and the weakness of long ties[J]. American Journal of Sociology,2007,113(3): 702-734.

[222] Ugander J,Backstrom L,Marlow C,et al. Structural diversity in social contagion[J]. Proceedings of the National Academy of Sciences,2012,109(16): 5962-5966.

[223] Pérez-Reche F J,Ludlam J J,Taraskin S N,et al. Synergy in spreading processes: from exploitative to exploitative foraging strategies [J]. Physical Review Letters, 2011, 106 (21): 218701.

[224] Baxter G J,Dorogovtsev S N,Goltsev A V,et al. Bootstrap per- colation on complex networks[J]. Physical Review E,2010,82 (1): 011103.

[225] Zhang Y C. Scaling theory of self-organized criticality [J]. Physical Review Letters,1989,63(5): 470.

[226] Miller J C,Volz E M. Incorporating disease and population structure into models of SIR disease in contact networks[J]. PLoS ONE,2013,8(8): e69162.

[227] Strogatz S H. Nonlinear dynamics and chaos: with applications to physics,biology,chemistry,and engineering[M]. Boulder:

Westview Press, 2014.

[228] Parshani R, Buldyrev S V, Havlin S. Critical effect of dependency groups on the function of networks [J]. Proceedings of the National Academy of Sciences, 2011, 108 (3): 1007-1010.

[229] Liu R R, Wang W X, Lai Y C, et al. Cascading dynamics on random networks: Crossover in phase transition [J]. Physical Review E, 2012, 85(2): 026110.

[230] Achlioptas D, D'Souza R M, Spencer J. Explosive percolation in random networks[J]. Science, 2009, 323(5920): 1453-1455.

[231] Dorogovtsev S N, Goltsev A V, Mendes J F F. K-core organization of complex networks[J]. Physical Review Letters, 2006, 96(4): 040601.

[232] Gómez-Gardenes J, Gómez S, Arenas A, et al. Explosive synchronization transitions in scale-free networks[J]. Physical Review Letters, 2011, 106(12): 128701.

[233] Miller J C. Epidemic size and probability in populations with heterogeneous infectivity and susceptibility [J]. Physical Review E, 2007, 76(1): 010101.

[234] Yang H, Tang M, Gross T. Large epidemic thresholds emerge in heterogeneous networks of heterogeneous nodes[J]. Scientific Reports, 2015, 5: 13122.

[235] Cellai D, Lawlor A, Dawson K A, et al. Tricritical point in heterogeneous k-core percolation [J]. Physical Review Letters, 2011, 107(17): 175703.

[236] Baxter G J,Dorogovtsev S N,Goltsev A V,et al. Heterogeneous k-core versus bootstrap percolation on complex networks[J]. Physical Review E,2011,83(5): 051134.

[237] Wu C,Ji S,Zhang R,et al. Multiple hybrid phase transition: Bootstrap percolation on complex networks with communities [J]. EPL(Europhysics Letters),2014,107(4): 48001.

[238] Hu Y,Ksherim B,Cohen R,et al. Percolation in interdependent and interconnected networks: Abrupt change from second-to first-order transitions [J]. Physical Review E, 2011, 84 (6): 066116.

[239] Watts D J,Dodds P S. Influentials,networks,and public opinion formation[J]. Journal of Consumer Research,2007,34(4): 441-458.

[240] Haerter J O,Jamtveit B,Mathiesen J. Communication dynamics in finite capacity social networks[J]. Physical Review Letters, 2012,109(16): 168701.

[241] Miritello G,Lara R,Moro E. Time allocation in social networks: correlation between social structure and human communication dynamics[M]. Berlin: Springer,2013,175-190.

[242] Golder S A,Wilkinson D M,Huberman B A. Rhythms of social interaction: Messaging within a massive online network [M]. Berlin: Springer,2007,41-66.

[243] Perra N,Gonçalves B,Pastor-Satorras R,et al. Activity driven modeling of time varying networks[J]. Sci Rep,2012,2: 469.

[244] Karsai M,Perra N,Vespignani A. Time varying networks and

the weakness of strong ties[J].Sci Rep,2014,4: 4001.

[245] Liljeros F,Edling C R,Amaral L A N,et al. The web of human sexual contacts[J]. Nature,2001,411(6840): 907-908.

[246] Liljeros F,Edling C R,Amaral L A N. Sexual networks: implications for the transmission of sexually transmitted infections [J]. Microbes and Infection,2003,5(2): 189-196.

[247] Yang R,Wang B H,Ren J,et al. Epidemic spreading on heterogeneous networks with identical infectivity[J]. Physics Letters A,2007,364(3): 189-193.

[248] Wang W,Gao L,Zhu Y X,et al. Effects of mass medias on the dynamics of social contagions [C]. 2016 12th International Conference on Natural Computation,Fuzzy Systems and Knowledge Discovery,2016,311-315.

[249] Wang W,Tang M,Braunstein L A,et al. Social contagions on multiplex networks with communication channels alternation [J]. American Physical Society(APS),2018,6.

[250] Barrat A,Fernandez B,Lin K K,et al. Modeling temporal networks using random itineraries[J]. Physical Review Letters, 2013,110(15): 158702.

[251] Liu M X,Wang W,Liu Y,et al. Social contagions on time-varying community networks [J]. Phys Rev E, 2017, 95 (5-1): 052306.

[252] Tai Z,Sun T. Media dependencies in a changing media environment: the case of the 2003 SARS epidemic in China[J]. New Media & Society,2007,9(6): 987-1009.

[253] Sahneh F D,Chowdhury F N,Scoglio C M. On the existence of a threshold for preventive behavioral responses to suppress epidemic spreading[J]. Scientific Reports,2012,2: 632.

[254] Wu Q,Fu X,Small M,et al. The impact of awareness on epidemic spreading in networks [J]. Chaos, 2012, 22 (1): 013101.

[255] Ruan Z,Tang M,Liu Z. Epidemic spreading with information-driven vaccination [J]. Physical Review E, 2012, 86 (3): 036117.

[256] Jo H H,Baek S K,Moon H T. Immunization dynamics on a two-layer network model[J]. Physica A: Statistical Mechanics and its Applications,2006,361(2): 534-542.

[257] Wang B,Cao L,Suzuki H,et al. Impacts of clustering on interacting epidemics [J]. Journal of Theoretical Biology, 2012, 304: 121-130.

[258] Funk S,Jansen V A. Interacting epidemics on overlay networks [J]. Physical Review E,2010,81(3): 036118.

[259] Preis T,Moat H S. Adaptive nowcasting of influenza outbreaks using Google searches[J]. Royal Society Open Science,2014, 1(2): 140095.

[260] Ginsberg J,Mohebbi M H,Patel R S,et al. Detecting influenza epidemics using search engine query data[J]. Nature,2009, 457(7232): 1012-1014.

[261] Lazer D,Kennedy R,King G,et al. The parable of Google flu: traps in big data analysis[J]. Science, 2014, 343 (6176):

1203-1205.

[262] Podobnik B,Stanley H E. Detrended cross-correlation analysis: a new method for analyzing two nonstationary time series[J]. Physical Review Letters,2008,100(8): 084102.

[263] Faloutsos M, Faloutsos P, Faloutsos C. On power-law relationships of the internet topology [C]. ACM SIGCOMM Computer CommunicationReview,1999.

[264] Starnini M,Baronchelli A,Pastor-Satorras R. Modeling human dynamics of face-to-face interaction networks[J]. Physical Review Letters,2013,110(16): 168701.

[265] Buldyrev S V,Parshani R,Paul G,et al. Catastrophic cascade of failures in interdependent networks [J]. Nature, 2010, 464 (7291): 1025-1028.

[266] Gao J,Buldyrev S V,Stanley H E,et al. Networks formed from interdependent networks [J]. Nature Physics, 2012, 8 (1): 40-48.

[267] Cozzo E,Banos R A,Meloni S,et al. Contact-based social contagion in multiplex networks[J]. Physical Review E,2013,88 (5): 050801.

[268] Kim J Y,Goh K I. Coevolution and correlated multiplexity in multiplex networks [J]. Physical Review Letters, 2013, 111 (5): 058702.

[269] Parshani R,Rozenblat C,Ietri D,et al. Inter-similarity between coupled networks [J]. EPL (Europhysics Letters), 2011, 92 (6): 68002.

[270] Shao J, Buldyrev S V, Havlin S, et al. Cascade of failures in coupled network systems with multiple support-dependence relations[J]. Physical Review E, 2011, 83(3): 036116.

[271] Lee K M, Kim J Y, Cho W K, et al. Correlated multiplexity and connectivity of multiplex random networks[J]. New Journal of Physics, 2012, 14(3): 033027.

[272] Ahn Y Y, Jeong H, Masuda N, et al. Epidemic dynamics of two species of interacting particles on scale-free networks[J]. Physical Review E, 2006, 74(6): 066113.

[273] Mills H, Ganesh A, Colijn C. Pathogen spread on coupled networks: effect of host and network properties on transmission thresholds[J]. Journal of Theoretical Biology, 2013, 320: 47-57.

[274] Gomez S, Diaz-Guilera A, Gomez-Gardenes J, et al. Diffusion dynamics on multiplex networks[J]. Physical Review Letters, 2013, 110(2): 028701.

[275] 张立凡, 金雅芳. 双层耦合网络中桥节点重要性评价研究[J]. 经营与管理, 2016(10): 134-138.

[276] Cohen R, Erez K, Ben-Avraham D, et al. Resilience of the Internet to random breakdowns[J]. Physical Review Letters, 2000, 85(21): 4626.

[277] Szell M, Lambiotte R, Thurner S. Multirelational organization of large-scale social networks in an online world[J]. Proceedings of the National Academy of Sciences, 2010, 107(31): 13636-13641.

［278］Nicosia V, Bianconi G, Latora V, et al. Growing multiplex net-works［J］. Physical Review Letters, 2013, 111(5): 058701.

［279］Fu F, Rosenbloom D I, Wang L, et al. Imitation dynamics of vaccination behaviour on social networks［J］. Proceedings of the Royal Society of London B: Biological Sciences, 2011, 278 (1702): 42-49.

［280］Fisman D, Khoo E, Tuite A. Early epidemic dynamics of the West African 2014 Ebola outbreak: estimates derived with a simpletwo-parameter model［J］. PLoS Currents Outbreaks, 2014, 6.

［281］Ali S T, Kadi A, Ferguson N M. Transmission dynamics of the 2009 influenza A (H1N1) pandemic in India: the impact of holiday-related school closure［J］. Epidemics, 2013, 5(4): 157-163.

［282］Bermejo M, Rodrguez-Teijeiro J D, Illera G, et al. Ebola outbreak killed 5000 gorillas［J］. Science, 2006, 314(5805): 1564-1564.